AF299993

LES PARALYSIES URÉMIQUES

PAR

Le Docteur Émile BAILLET

ANCIEN INTERNE DES HOPITAUX DE PARIS

PARIS

G. STEINHEIL, ÉDITEUR

2, RUE CASIMIR-DELAVIGNE, 2

—

1898

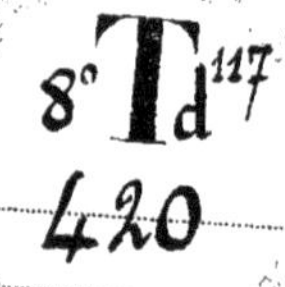

LES PARALYSIES URÉMIQUES

LES
PARALYSIES URÉMIQUES

LES PARALYSIES URÉMIQUES

PAR

Le Docteur Émile BAILLET

ANCIEN INTERNE DES HOPITAUX DE PARIS

PARIS

G. STEINHEIL, ÉDITEUR

2, RUE CASIMIR-DELAVIGNE, 2

1898

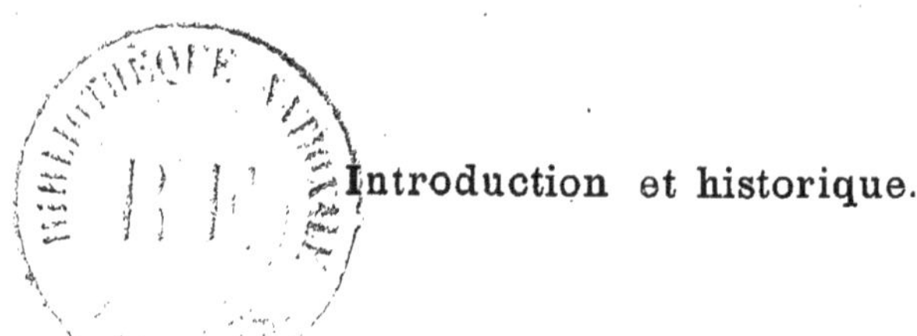

Introduction et historique.

L'histoire clinique des paralysies urémiques est de date toute récente. Leur existence méconnue tour à tour par Bright et Addison en Angleterre, par Sée et Lécorché en France, était niée par Lasègue [1] dans les termes suivants : « A quelque époque de la maladie de Bright que l'on se place, quelle que soit l'intensité de la stupeur, jamais on ne constate de paralysie si limitée, si incomplète, qu'on veuille la supposer. Toutes les fois qu'une paralysie concomitante est signalée, on peut affirmer qu'elle résulte d'une cause locale, et qu'elle n'est pas sous la dépendance d'une maladie de Bright. » C'est qu'on ne trouve alors dans la littérature médicale qu'une seule observation — douteuse d'ailleurs — de paralysie survenue au cours de l'encéphalopathie brightique : Observation on the nature and cure of dropsies (London, 1813) dans laquelle Blackall raconte l'histoire d'un malade paralysé d'une moitié du corps tandis que l'autre moitié était convulsée. Malgré que Clarus [2] ait rapporté l'histoire d'un jeune garçon atteint en pleine anasarque, à la sixième semaine d'une scarlatine, d'une attaque de coma avec convulsions suivies d'hémiplégie droite et d'aphasie, il faut arriver à l'année 1876 pour trouver la première mention classique de ces troubles moteurs au cours du mal de Bright. M. Lancereaux

1. Lasègue, *Archives générales de médecine*, 1852,
2. Cité par Bouchut in *Gazette des hôpitaux*, 13 mars 1877.

écrivait alors à l'article Reins du *Dictionnaire encyclopédique* :
« Les désordres du mouvement sont de deux sortes : convulsifs
ou paralytiques. Les accidents convulsifs sont de beaucoup
les plus fréquents. Ils se montrent sous forme d'accès éclamptiques survenant à des intervalles de temps plus ou moins
rapprochés, plusieurs semaines, des mois ou même une année et présentent la plus grande ressemblance avec une
attaque d'épilepsie ; ils se présentent à une période déjà
avancée de l'affection rénale et entraînent souvent la mort.
Plus rarement les malades éprouvent des soubresauts dans les
membres ou des secousses analogues à des secousses électriques, un tremblement des membres, dans quelques cas ils
sont paralysés du mouvement d'un bras ou d'une jambe avec
embarras de la parole, tendance aux pleurs et affaiblissement
intellectuel. Mais ces derniers accidents nous ont paru se rattacher à des lésions des artères cérébrales au moins autant
qu'à une intoxication urémique. Nous les avons observés
uniquement chez des goutteux. » En vérité la première observation précise de paralysie urémique est due à Carpentier (*Presse médicale belge*, 29 février 1880). — Il s'agissait
d'un homme atteint de néphrite interstitielle aggravée sans
doute par une pneumonie récente et qui fut atteint d'hémiplégie gauche accompagnée de phénomènes convulsifs.

Ce fait ne devait pas rester isolé. Paetsh en 1881 observait
à la clinique de Leyden deux cas d'atrophie rénale avec hémiplégie consécutive et trois ans plus tard Jackel en publiait
quatre autres. Dans tous ces cas l'autopsie permettait d'affirmer l'origine rénale des désordres moteurs dont l'histoire
était écrite, en 1885, dans les deux plus importants mémoires
qui furent consacrés à leur étude, celui de M. le professeur

Raymond[1] et celui de MM. Chantemesse et Tenneson[2]. C'est dans ces deux mémoires, presque simultanés, qu'il faut chercher la première étude d'ensemble des paralysies urémiques et leur interprétation générale. Le mémoire de M. le professeur Raymond, basé sur un nombre important d'observations et le premier en date, a notamment fourni à l'appui de ses conclusions, sur la pathogénie mécanique par œdème cérébral de ces paralysies, non seulement des constatations nécropsiques précises, mais aussi des expériences intéressantes dont nous aurons à parler plus loin. La thèse de Bernard[3] et les deux observations de Dewèvre, Florand et Canniot, se succédant à peu d'intervalle, terminent la première phase de l'étude des paralysies urémiques.

La deuxième phase commence avec l'article de Lancereaux (*Union médicale*, 15 mars 1887). Il combat la théorie pathogénique qui semblait définitivement établie par M. le professeur Raymond et toutes les observations antérieures. M. Chauffard dans les *Archives de médecine* de juillet 1887, à propos d'une épilepsie partielle d'origine urémique, fait aussi le procès de la théorie précédente et comme M. Lancereaux aboutit à cette conclusion que l'intoxication est seule capable d'expliquer tous les faits observés. La thèse de Level[4] résume toutes les objections de Lancereaux et de Chauffard et apporte une nouvelle observation suivie d'autopsie favorable à cette nouvelle interprétation.

1. RAYMOND, De certains accidents paralytiques. *Revue de médecine*, septembre 1885.

2. CHANTEMESSE ET TENNESON, De l'hémiplégie et de l'épilepsie partielles urémiques. *Revue de médecine*, novembre 1885.

3. *Contribution à l'étude des paralysies dans l'urémie*. Thèse de Paris, 1885.

4. LEVEL, *Contribution à l'étude des paralysies urémiques*. Th. Paris, 1888.

A ce point de vue la question qui nous occupe est aujourd'hui ce qu'elle était alors, les observations de Perret[1], Dercum[2], Lloyd Hendrie[3], Dreyfus-Brisac[4], Dunin[5], Ivins[6], Carpentier[7], Lépine[8], Wilcox[9], Guyot[10], Allemand[11], Morlot[12], ont tour à tour témoigné en faveur de l'une ou l'autre de ces théories.

Les thèses de Faure (Lyon, 1891), d'Adda (Bordeaux, 1893), les intéressantes monographies de Massalongo, Boinet ont augmenté nos connaissances sur les paralysies urémiques.

Il faut citer à part la monographie très documentée de Giammattei[13] qui contient plusieurs observations de paralysies survenues au cours de la scarlatine et après l'accouchement.

Dans ces dernières années, différents auteurs ont attiré particulièrement l'attention sur les troubles du langage qui accompagnent les paralysies urémiques. Ces aphasies ordinairement motrices, quelquefois notées par différents observateurs cités plus haut, ont été remises en lumière par Dupré au Congrès de Lyon, 1894. Grenet leur a consacré une revue dans la *Gazette des hôpitaux* (31 décembre 1895). MM. Rendu et Bodin ont fait d'un cas semblable l'objet d'une communi-

1. PERRET, *Province médicale*, Lyon, 10 septembre 1887.
2. DERCUM, *Medical News*, Philadelphie, p. 602, 1887.
3. LLOYD HENDRIE, *Philadelph. neurol. Soc.*, 1887.
4. DREYFUS-BRISAC, *Gaz. hebdomadaire de méd. et de chirurgie*, 20 juillet 1888.
5. DUNIN, *Berlin. klin. Wochensch.*, p. 134-136, 1889.
6. IVINS, *Hahnemann Month. Philad.*, XXV, 105-107, 1890.
7. CARPENTIER, *Cliniq. Brux.*, 193-197, 1891.
8. LÉPINE, *Cliniq. médic.*, Lyon, 1892.
9. WILCOX, *Amer. J. of medic. science*, Philad., mai 1894.
10. GUYOT, *Soc. méd. des hôpit.*, p. 688-92, 1891.
11. ALLEMAND, *Loire médicale*, 15 juillet 1895.
12. MORLOT, *Bourgogne médic.*, décembre 1895.
13. GIAMMATTEI, *Li paralisi uremiche*, Lucca, 1892.

cation à la Société médicale des hôpitaux (27 mars 1896).
L'aphasie sensorielle a de même été observée et attribuée à
l'urémie par MM. Monod et Jocqs.

Enfin M. Gilbert Ballet a consacré récemment une clinique
à l'étude de la surdité verbale urémique (*Semaine médicale*,
29 avril 1896).

Tous les faits signalés plus haut sont publiés au cours ou
à la fin de ce travail à part les trois observations de Wiglesworth [1], Dercum, Alfaro [2], que nous n'avons pu trouver.

A tous ces faits nous en ajoutons quatre : deux que nous
avons observés au cours de notre internat et deux autres qui
nous ont été gracieusement fournis par M. le Dr Fiessinger
(d'Oyonnax) et notre excellent ami et collègue L. Funck-
Brentano, interne des hôpitaux [3].

Avant d'entrer en matière nous voulons témoigner publi-
quement nos sentiments à l'égard des maîtres qui nous ont
guidé pendant le cours de nos études et d'abord à M. le professeur Potain qui nous fait le grand honneur d'accepter la
présidence de cette thèse.

Nous conservons un pieux souvenir à la mémoire vénérée
de notre premier maître M. le professeur Verneuil qui nous
a accueilli avec une bienveillance particulière pendant notre
première année d'externat.

1. Wiglesworth, *Liverpool med. and Surg. J.*, VII, p. 423, 1887.
2. Araoz Alfaro, *Ann. de circ. med. argent.*, Buenos-Ayres, p. 239-245,
1892.
3. Une cinquième observation, inédite, de paralysie urémique nous est
donnée par notre collègue et ami H. Claude, interne lauréat des hôpitaux, qui
l'a recueillie dans le service de M. le professeur Raymond. Nous lui adressons
nos remerciements pour cet envoi que, malheureusement, nous ne pouvons
placer qu'à la fin de notre travail (page 112), cette thèse étant déjà aux mains
de l'imprimeur.

M. le Dr Barth nous a prodigué l'année suivante son enseignement si recherché. Nous n'oublierons jamais que nous lui devons les fondements de notre instruction médicale.

La plus vive reconnaissance nous lie à M. le Dr Charpentier pour ses conseils précieux et pour l'affectueuse sympathie qu'il nous a témoignée pendant notre année d'internat provisoire à Bicêtre ; ajoutons aussi pour l'intérêt qu'il nous porte encore.

Nous avons eu le regret de ne pouvoir profiter des excellentes leçons de M. le Dr Reynier. Malgré qu'une pénible maladie l'ait séparé de nous au début de notre internat il nous considère comme son élève et nous l'en remercions vivement.

Par son amicale et constante bienveillance M. le Dr Walther a fait de nous, la même année, le plus dévoué de ceux qui admirent sa science chirurgicale et son habileté opératoire.

M. le Dr Beurnier et M. le Dr Albarran ont droit à notre sincère reconnaissance pour leurs conseils et pour l'initiative qu'ils nous ont laissée dans leur service.

Notre excellent maître M. le Dr Moizard nous a honoré de son amitié et c'est de lui que nous avons reçu toutes nos connaissances en pathologie infantile. De l'année fructueuse et trop courte que nous avons passée dans son service nous conservons un souvenir inoubliable.

Ce sera l'honneur de nos études d'avoir accompli nos deux dernières années d'internat auprès de deux maîtres éminents : M. le Dr Huchard et M. le Dr Gaucher.

Les liens d'une vive affection et d'une admiration profonde nous attachent à eux.

Nous avons eu le bonheur, dans une circonstance solennelle, de dire à notre cher maître M. le Dr Huchard quel souvenir nous gardions de sa science inépuisable et de sa précieuse bienveillance et combien nous étions fier d'être l'interprète de ses élèves. L'affectueuse sympathie qu'il continue de nous témoigner ajoute encore à notre reconnaissance de nouveaux devoirs.

De la fin de notre dernière année d'internat quelques jours nous séparent à peine. A nos regrets de quitter ce beau service de Saint-Antoine où la pathologie générale et la pathologie cutanée vont de pair s'ajoute celui de quitter notre maître si hautement estimé M. le Dr Gaucher. Il connaît l'attachement que nous avons pour lui, il sait aussi qu'il restera notre modèle dans l'exercice de notre profession.

Nous ne saurions oublier MM. les Dr Ricard et Guinard qui ont un droit tout particulier à notre gratitude, ni MM. les Drs Humbert, Chaslin, Porak, Barbier, Florand, Toupet, Déjerine, Macaigne, dont nous conservons le meilleur souvenir. Que M. le Dr Roux qui nous a appris la technique bactériologique à l'Institut Pasteur veuille bien accepter l'hommage de notre respectueuse reconnaissance.

PREMIÈRE PARTIE

Étiologie.

A en juger d'après les observations du mémoire de M. le
professeur Raymond et celles qui ont paru antérieurement
à l'année 1885 la néphrite chronique préside à l'apparition de
presque tous les accidents paralytiques que nous étudions.
La plupart des relations d'autopsie décrivent l'aspect granuleux, kystique des reins, la diminution de leur poids. Elles
ont trait dans le mémoire que nous citons à des malades qui
ont dépassé soixante, soixante-dix et même quatre-vingts ans.
En rapport avec cet état du rein l'âge avancé paraît favoriser
si bien le développement des désordres moteurs, que M. le
professeur Raymond a pu intituler son mémoire : « Sur la
pathogénie de certains accidents paralytiques observés chez
des vieillards, leurs rapports probables avec l'urémie. »

On aurait pu croire que ces accidents fussent spéciaux au
petit rein granuleux mais déjà MM. Chantemesse et Tenneson
publiaient dans leur travail deux observations démontrant que
la néphrite diffuse peut provoquer les mêmes troubles de la
motilité. De nombreux faits du même ordre ont été publiés
depuis.

Nous savons donc aujourd'hui qu'il existe à côté des paralysies urémiques des vieillards attribuables à la néphrite
interstitielle, des paralysies, peut-être aussi nombreuses, qui

surviennent au cours des néphrites infectieuses subaiguës : scarlatine, état puerpéral, tuberculose, syphilis.

Les poussées que déterminent sur un rein déjà malade les écarts de régime (Morlot, Wilcox) ou une affection pulmonaire intercurrente (Carpentier, Giammattei) relient entre elles ces variétés de néphrites dont la séparation reste toujours un peu artificielle.

Toutes les lésions du rein capables de déterminer l'insuffisance fonctionnelle transitoire ou durable peuvent en somme provoquer les désordres paralytiques aussi bien — quoique plus rarement — que les autres troubles nerveux de l'urémie.

Le tableau suivant classe tous les cas publiés dont on a pu établir l'étiologie.

Etat puerpéral : Chantemesse et Tenneson

         Bernard

         Giammattei.

Scarlatine :   Clarus, Fraser

         Dewèvre

         Dupré

         Finlagson

         Giammattei

         Brasch.

Tuberculose pulmonaire : Dunin

         Chantemesse et Tenneson.

Syphilis : Allemand

     Brieger ?

Cancer utérin : Level.

Paludisme : Lancereaux.

Goutte : Lancereaux.

La pneumonie, la grippe (Dupré), ont dans certains cas

aggravé une lésion rénale plus ou moins manifeste et contribué à l'apparition d'une *paralysie.*

Prodromes. — Ils ne sont autres dans beaucoup de cas que ceux de la néphrite chronique et consistent en vertiges, céphalée, œdèmes localisés ou généralisés, polyurie, dyspnée d'effort et dyspnée toxique nocturne, vomissements, névralgies du trijumeau, etc.

Confirmant les premiers d'autres signes se révèlent à l'examen : hypertrophie ventriculaire, bruit de galop, faible quantité ou faible densité et décoloration des urines, présence de l'albumine ; plus rarement enfin l'œdème pulmonaire et l'épanchement pleural siégeant ordinairement à droite.

Ces symptômes peuvent être réunis, mais en général — et les auteurs ont insisté sur cette constatation — les manifestations cliniques habituelles de l'urémie antérieures à l'éclosion des accidents paralytiques sont peu nombreuses ou passent inaperçues. « Dans toutes ces observations que voyons-nous ? Des malades chez lesquels il n'existe pas de symptômes initiaux à part ces prodromes vagues que j'ai signalés à propos des premiers faits, puis subitement, sans transition, il survient une attaque apoplectiforme » (Raymond). Les prodromes vagues dont il est ici question sont des étourdissements, des vertiges, de la dyspnée.

Chantemesse et Tenneson écrivent d'autre part : « Si nous cherchons dans l'histoire de nos malades les signes ordinaires du tableau de l'urémie, nous ne les trouvons pas. »

Il ne faut pas oublier qu'il s'agit dans la plupart de ces cas de néphrite interstitielle des vieillards. Dans les néphrites à marche plus rapide, subaiguë, des malades jeunes ou adultes il est au contraire de règle d'observer des prodromes nombreux tels que douleurs lombaires, vomissements, céphalée, œdèmes partiels, anasarque, convulsions répétées, phénomènes qui caractérisent d'une indubitable manière la diffusion dans l'économie des matières excrémentitielles résultant de l'imperméabilité rénale (Voir les observations de Giammattei).

Quoi qu'il en soit de la nature de la néphrite, que les symptômes prémonitoires aient passé inaperçus à cause de leur faible intensité ou qu'ils aient été ceux de l'urémie confirmée la paralysie survient et son mode d'apparition mérite de nous arrêter quelques instants.

Dans les deux tiers des cas elle n'apparaît pas d'emblée, elle est accompagnée de convulsions ou débute par le coma.

Convulsions. — Fréquemment observées, — puisque signalées dans une quinzaine d'observations de paralysies urémiques — surtout au cours des néphrites subaiguës, elles représentent dans certains cas un phénomène prodromique éloigné.

Le plus souvent elles précèdent immédiatement les désordres moteurs. Elles peuvent d'ailleurs les accompagner d'une façon si intime qu'elles apparaissent et disparaissent avec eux (Boinet).

Leur ressemblance avec les convulsions de l'épilepsie « essentielle » est parfaite, c'est dire qu'elles se manifestent sous des formes très variées. Perte de connaissance, oubli de l'attaque, succession des phases toniques et cloniques, convulsions généralisées à tous les membres et à la face : tel est le tableau le plus souvent décrit.

Cependant dans aucun cas nous ne constatons le cri initial, ni la morsure de la langue, ni la pronation du pouce dans la paume de la main ; enfin la phase tonique manque quelquefois.

Les convulsions peuvent se limiter à un côté du corps, à un membre, à la face, offrant alors les caractères de l'épilepsie provoquée par une irritation de la zone psychomotrice et décrite sous le nom de « Bravais-Jacksonienne ». Les convulsions partielles offrent cette particularité de s'accompagner de perte de connaissance contrairement à ce qui se passe habituellement dans l'épilepsie localisée d'une autre origine.

Les convulsions partielles siègent du même côté que les troubles moteurs. Une seule fois elles surviennent du côté opposé (Giammattei), mais à un intervalle de douze jours qui enlève toute valeur à cette constatation.

Aucune fixité dans l'époque de leur apparition ni dans leurs manifestations : elles peuvent se montrer à plusieurs jours d'intervalle (Giammattei) sous un aspect différent, unilatérales à la première attaque, elles se généralisent quelquefois à la deuxième (Finlagson). Leur durée varie de quelques minutes (Chantemesse et Tenneson) à plusieurs heures (Raymond), à 9 heures (Finlagson), à deux jours (Dunin). — Quand la répétition des accès est fréquente il se produit un véritable état de mal. Ces convulsions partielles peuvent encore exister en dehors de toute paralysie, exceptionnellement d'ailleurs, puisque dans son article des *Archives de médecine*, M. le Dʳ Chauffard dit, à propos d'une urémie convulsive à forme d'épilepsie Bravais-Jacksonienne, qu'il n'en connaît que deux cas publiés antérieurement au sien (Observation V du mémoire de MM. Chantemesse et Tenneson et celle d'Eichhorst) [1].

1. *Handbuch der spec. Path. und Ther.*, Bd II, page 558, 1887.

Coma. — Non moins fréquemment que les attaques convulsives qui d'ailleurs lui sont souvent associées, le coma constitue le phénomène initial des paralysies urémiques.

Il survient brusquement, le malade s'affaisse, en pleine résolution musculaire, insensible aux excitations extérieures.' Cet état comateux présente tous les degrés, mais il n'est assez souvent qu'un état de stupeur : la conscience n'est pas complètement éteinte et de cet état on peut arracher un mot, une réponse même à une interpellation vigoureuse, provoquer un geste d'obéissance à un commandement précis.

Aussi le mot de semi-coma est-il fréquemment employé et dans les observations de Raymond (4 et 9 du mém.), Perret (II), il est spécifié que les malades comprennent les questions qu'on leur adresse. Différents auteurs, Lancereaux entre autres, ont d'autre part insisté sur le faible degré d'intensité du coma urémique en général.

Il est dès lors fréquent qu'une déviation conjuguée de la tête et des yeux, ou qu'une déviation de la face mette l'observateur attentif sur la voie d'une paralysie qu'il est facile de constater en soulevant les membres du plan du lit ; la tonicité des muscles d'un côté fait contraste avec la résolution plus ou moins complète des membres du côté opposé.

Telles sont les observations de Raymond (4, 6, 9 du mém.), Chantemesse et Tenneson (2 du mém.), Perret (II), Wilcox (28), Level (29), Rendu (VI).

Cette période de coma est souvent transitoire. Elle dure quelques minutes (Raymond) ou plus ; elle durait depuis trois jours (Chantemesse et Tenneson) quand le malade fut soumis à leur examen. Elle peut se renouveler plusieurs fois dans la même journée (Boinet) (XV).

Dans un tiers des cas enfin la paralysie survient d'emblée, reste dégagée de tout phénomène convulsif ou comateux. Ce n'est que rarement que dans ces conditions son évolution est troublée par des désordres convulsifs ; quant au coma il constitue la terminaison habituelle des paralysies urémiques qui aboutissent à la mort.

Formes cliniques des paralysies urémiques.

Les paralysies urémiques affectent le plus souvent (63 0/0) la forme hémiplégique droite ou gauche, indifféremment. Cette hémiplégie est totale ou partielle ; dans la moitié des cas environ, notamment quand elle siège à droite, elle revêt le type brachio-crural.

Assez souvent (15 à 20 0/0), elle prend le type monoplégique brachial, plus souvent isolé qu'associé à la paralysie faciale.

Cette monoplégie siège de préférence à droite et pour cette raison s'accompagne souvent d'aphasie.

Alors que fréquemment associées à l'hémiplégie et quelquefois à la monoplégie, rares au contraire sont les paralysies faciales isolées. Nous n'en connaissons que trois observations antérieures à celle que nous publions et l'une d'elles est même si discutable que nous ne la rattacherons pas à l'urémie.

Les autres types de paralysie sont exceptionnels : tels par exemple les deux paralysies de la corde vocale gauche (Ivins) (XII et XIII), l'hémiplégie alterne à syndrome de Weber (Jackel), les paralysies oculaires : strabisme, ptosis ; les paralysies bilatérales : diplégie brachiale (Giammattei) ; quadriplégie (notre observation IX de M. le D\u02b3 Fiessinger).

Le début et l'évolution de la paralysie urémique varient suivant la nature et la marche de la néphrite qui la produit. Cliniquement nous distinguerons deux catégories de faits selon que la lésion rénale apparaît chez le vieillard ou chez l'enfant et l'adulte ; cette distinction que la connaissance de la néphrite chronique à un âge peu avancé rend bien artificielle correspond plus exactement dans le domaine des constatations anatomiques à la division des néphrites en :

a) Néphrite chronique, artérielle, interstitielle.

b) Néphrite subaiguë, parenchymateuse, diffuse.

Nous étudierons ensuite la paralysie faciale et les autres formes plus rares encore ; nous consacrerons enfin un chapitre spécial à l'étude de l'aphasie urémique.

Paralysie urémique de la néphrite chronique.

Précédée de prodromes peu retentissants, les observations de Raymond et de Chantemesse et Tenneson en font foi, comme si l'organisme soumis à une intoxication lente et progressive avait acquis une sorte d'accommodation, de résignation, et n'éprouvait pas le besoin de traduire nettement sa souffrance, la paralysie urémique se manifeste ordinairement par une perte de connaissance subite qui précède ou accompagne l'hémiplégie. Cet ictus apoplectique ressemble à s'y méprendre à celui d'une lésion cérébrale en foyer et notamment à celui que détermine l'hémorragie cérébrale centrale. Rien ne manque au tableau : la résolution des membres, la respiration bruyante, l'insensibilité aux excitations extérieures, quelquefois même la déviation conjuguée de la tête et des yeux. L'incontinence des matières et de l'urine, l'élévation de la température (Chantemesse et Tenneson) complètent d'une manière frappante l'analogie du symptôme clinique, d'autant plus qu'il s'agit souvent de personnes dont l'âge avancé favorise l'hypothèse d'une lésion vasculaire. Telle est la malade de Level (obs. 29) : « étendue sur le dos avec résolution complète des quatre membres, elle respire bruyamment et fume la pipe. Déviation de la commissure labiale. Déviation conjuguée de la tête et des yeux à droite.

Les membres soulevés retombent sur le plan du lit, ceux du côté gauche sont absolument flasques ; ceux du côté droit ont conservé une certaine tonicité. Diminution des réflexes patellaires. En pinçant fortement la malade du côté droit on obtient un léger réflexe. Insensibilité absolue du côté gauche. »

N'est-ce pas là le tableau d'une hémorragie cérébrale centrale ? Les observations semblables ne manquent pas d'ailleurs et nous pouvons citer celle de Chantemesse et Tenneson qui porte le numéro 4 dans leur mémoire.

Obs. I (résumée). — *Néphrite interstitielle. — Hémiplégie urémique.* — C..., 68 ans, forgeron, a eu il y a 19 ans un étourdissement suivi d'hémiplégie *droite* incomplète qui a guéri en quelques jours sans laisser de traces.

Il y a quelques jours pris de vertige il tombe paralysé du côté *gauche* sans perte de connaissance.

26 janvier. — Hémiplégie gauche à peu près complète, flasque, portant sur les membres et sur la face. Rotation à droite de la tête et des yeux. Déviation à gauche de la pointe de la langue. Pas de troubles de sensibilité. Pas d'aphasie.

L'état reste le même pendant deux semaines.

14 février. — Le malade est pris d'un accès de suffocation et meurt. Autopsie le 15 février. Congestion pulmonaire aux deux bases.

Emphysème. Petit infarctus à la base du poumon gauche. Cœur hypertrophié et dilaté. Grosse rate. Foie gros et sclérosé. Reins augmentés de volume, granuleux à la surface, les granulations ont le volume d'un pois, quelques kystes séreux, atrophie considérable et dégénérescence de la substance corticale, congestion des pyramides, la capsule est décortiquée facilement. Artères de l'encéphale athéromateuses. Pas d'hydrocéphalie. L'encéphale découpé en tranches minces n'est le siège d'aucune lésion appréciable.

La malade de Perret [1], âgée de 63 ans, présente de même l'aspect d'une hémorragie cérébrale.

Obs. II (résumée). — Paralysie incomplète de la moitié droite du corps, égale aux deux membres. La face est touchée légèrement. Déviation à gauche de la langue. La sensibilité aux trois modes persiste mais diminuée sur la moitié droite du corps. Respiration stertoreuse. Coma. Urines albumineuses. Pas de bruit de galop. Les troubles moteurs et sensibles s'accroissent et la mort survient dans le coma.

Et cependant l'autopsie ne révèle pas le moindre foyer de ramollissement ni d'hémorragie. Les artères sont saines. Les accidents ne peuvent être attribués qu'à l'œdème de la substance cérébrale, à la sérosité qui dilate et remplit les ventricules et qui s'écoule en quantité notable à l'incision des méninges.

Le rein droit unique présente l'aspect d'un rein atteint de néphrite avancée.

D'autres fois le tableau clinique à peu près semblable aux précédents en diffère un peu par quelques détails qui plaident en faveur d'une hémorragie corticale ou d'un ramollissement. En voici un exemple :

Obs. III (personnelle). — *Hémiplégie partielle urémique. Convulsions. Attaques antérieures de paralysie et de convulsions probablement de même nature.* — Laurent, âgé de 54 ans, menuisier, entre le 23 sep-

1. PERRET, Paralysies urémiques, *Province médicale*, Lyon, 3 septembre 1887.

tembre 1896 au n° 8 de la salle Chauffard, dans le service de notre maître M. le Dr Huchard.

Antécédents dépourvus d'intérêt. Santé parfaite jusqu'en 1893. Il commença dès lors à souffrir d'une dyspnée d'effort qui l'obligeait à limiter son travail accoutumé et d'accès d'étouffement survenant quelquefois la nuit sans raison déterminée.

Dès cette époque il urinait beaucoup, souvent pendant la nuit. En 1893 brusque perte de connaissance, paralysie du bras et de la jambe droite, aphasie. Cette attaque n'aurait pas été précédée d'autres prodromes que ceux que nous avons signalés. Transporté à l'hôpital Cochin l'aphasie disparaît en trois jours et l'hémiplégie en huit jours. Il ne reste qu'une semaine à l'hôpital et reprend son travail avec une très légère diminution momentanée de la force du bras droit.

Six mois plus tard une nouvelle hémiplégie du *côté gauche cette fois* survient pendant la nuit. A son réveil Laurent V... est incapable de mouvoir le bras et la jambe. Pas d'aphasie. Il est transporté et soigné à Necker dans le service de M. Cuffer comme atteint de congestion cérébrale au cours du mal de Bright. Il aurait présenté pendant les premiers jours de son entrée des convulsions partielles, limitées tantôt à la jambe, tantôt au bras et à la face du côté paralysé. Saignée à son arrivée. Régime lacté. Il sort guéri complètement trois semaines après.

Un an plus tard, avril 1895, il revient dans le service de M. Cuffer, atteint d'urémie convulsive sans paralysie et quitte le service après deux semaines de séjour.

Quand il entre dans notre service il est atteint depuis deux jours de troubles digestifs: vomissements, diarrhée abondante, oligurie. On croit à une indigestion.

La dyspnée qui a précédé tous ces accidents augmentant on nous l'amène plongé dans le coma.

Il est cependant capable de réagir un peu sous l'influence de vives excitations cutanées.

Résolution des membres, incomplète à droite, complète à gauche Pas de paralysie faciale, ni de déviation de la tête et des yeux. Incontinence des matières et de l'urine. Réflexe cornéen conservé. Dilatation égale des pupilles.

Il est très difficile d'apprécier nettement l'état de la sensibilité, néanmoins les piqûres du côté gauche provoquent moins de réaction que celles du côté opposé.

Pas d'œdème, ni d'épanchement pleural. Le cœur hypertrophié soulève la poitrine. Bruit de galop présystolique. Retentissement du deuxième bruit aortique. Pouls dur et rapide.

Les urines recueillies par la sonde sont fortement colorées et contiennent 0 gr. 50 d'albumine. Température normale.

Convulsions de la face dans la nuit qui suivit son entrée. Traitement : 12 sangsues aux lombes, lavement purgatif. Régime lacté et 3 grammes de théobromine par jour.

Le 24 et le 25 même état, les convulsions ne se sont pas renouvelées.

Le 26 le malade commence à sortir de sa torpeur, il répond par monosyllabes aux questions qu'on lui adresse à voix haute. Sensibilité diminuée sur les membres gauches qui sont parésiés plutôt que paralysés. Sensibilité normale à droite. Bruit de galop. Urines abondantes et albumineuses.

Pendant les trois jours suivants une amélioration progressive survient ; le malade remue plus facilement la jambe ; l'amélioration est moins marquée pour le bras. L'intelligence reste obtuse.

4 octobre. — Depuis deux jours, l'incontinence d'urine a disparu ; l'urine claire ne contient plus d'albumine, deux litres par jour. Mais le bruit de galop réapparaît après un effort peu prolongé.

Le malade cause avec ses voisins, se lève, marche facilement et demande la sortie.

Au dynamomètre la main droite donne 23 ; la main gauche donne 17.

Il ne persiste aucun trouble de la sensibilité.

Rien à noter jusqu'au départ qui a lieu le 17 octobre.

Guérison complète des troubles moteurs.

Le 3 novembre le malade rentre dans le service, l'affaiblissement de la vue l'empêchant de reprendre son travail.

Pendant les premiers jours nous avons porté le diagnostic de paralysie consécutive à une lésion cérébrale peut-être corticale (hémorragie méningée ?), en raison de la limitation des convulsions à la face, et des troubles moteurs à type brachio-crural, de l'absence de déviation conjuguée ; lésion survenant probablement chez un brightique puisque les urines étaient rares et foncées en couleur, contenaient de l'albumine et que le bruit de galop était manifeste.

Seules, l'évolution rapide, la guérison complète des troubles moteurs, la connaissance d'accidents semblables survenus antérieurement du côté droit d'abord, du côté gauche ensuite, des convulsions urémiques qui se manifestèrent isolément, nous permirent de diagnostiquer rétrospectivement la nature urémique des phénomènes qui évoluèrent devant nous.

M. le Professeur Raymond a publié dans son mémoire une observation plus probante, puisqu'elle fut suivie d'autopsie, de paralysie urémique simulant à s'y méprendre une hémorragie méningée. Nous la résumons en quelques lignes.

Obs. IV. — Ug... Marie, 62 ans, antécédents alcooliques. La veille de son entrée à l'infirmerie il présenta quelques troubles intellectuels. Vers le milieu de la nuit il perdit connaissance sans pousser un cri et eut pendant 3 heures une série de convulsions cloniques et toniques généralisées avec des intervalles de repos non suivies de paralysie localisée.

A la visite le lendemain : rotation de la tête et des yeux à droite. Ptosis. Membre supérieur droit légèrement parésié et contracturé en demi-flexion. Sensibilité générale intacte. Intelligence un peu obtuse. Semble comprendre les questions, mais ne peut y répondre. Albumine.

Le lendemain bras droit plus paralysé et plus contracturé que la veille.

Mort deux jours après dans le coma.

Autopsie. — Certaine quantité de sérosité à l'incision de la dure-mère. Substance nerveuse très pâle, considérablement œdématiée. Pas de lésions à l'encéphale.

Artères saines. Reins petits, granuleux, atteint de néphrite interstitielle avancée.

Il est des cas enfin où la paralysie urémique revêt l'aspect d'une paralysie consécutive au ramollissement cérébral à début brusque, par thrombose ou par embolie.

L'observation suivante que nous devons à notre ami Funck-Brentano en est un exemple.

Obs. V.— *Hémiplégie urémique avec aphasie motrice.* — Catherine J..., 61 ans, entre le 2 septembre 1896 à l'hôpital Necker au n° 8 de la salle Lasègue, dans le service de M. le Dr Rendu.

N'offre rien à signaler parmi ses antécédents qu'une variole à 12 ans, une fièvre typhoïde à 23 ans. Elle a été atteinte d'urémie au commencement de cette année.

Le 29 août au milieu de la journée, elle tombe brusquement privée de connaissance ; quelques heures après, ayant recouvré ses sens, elle présentait une hémiplégie droite et de l'embarras de la parole.

Elle entre à Necker avec une hémiplégie et une aphasie incomplètes. Pas d'anesthésie. Pupilles normales. Température normale. Bruit de galop. Urines albumineuses.

Le régime lacté améliora rapidement les troubles moteurs. L'aphasie disparut rapidement mais l'hémiplégie persista jusqu'à la fin du mois. Au commencement du mois d'octobre le régime lacté ayant été supprimé l'albumine augmente et le 10 octobre l'hémiplégie droite reparaît avec une aphasie motrice complète. Oppression extrème attribuable à l'insuffisance urinaire et à un foyer de congestion pulmonaire qui se traduit par de la matité et des râles sous-crépitants à la base du poumon droit.

Intelligence obtuse. Cet état persiste et s'aggrave. Le lendemain la perte de connaissance est absolue. Abolition des réflexes pupillaires.

Congestion pulmonaire aux deux bases. Paralysie des réservoirs. La malade succombe le 13 octobre à 2 heures du matin.

Autopsie. — Congestion des vaisseaux pie-mériens. Athérome des sylviennes. Aucun foyer de ramollissement ni d'hémorragie. Pas d'hydropisie ventriculaire. Poumons atélectasiés et congestionnés aux deux bases.

Cœur flasque, dilaté, ventricule gauche hypertrophié. Athérome de l'aorte. Reins granuleux, petits, durs. Substance corticale amincie.

Cette hémiplégie accompagnée d'aphasie motrice présentait une telle ressemblance avec celle que produit une lésion en foyer, telle qu'un ramollissement par thrombrose, que le diagnostic véritable ne put être porté qu'à la table d'autopsie.

Enfin MM. Rendu et Bodin communiquaient, il n'y a pas longtemps, à la Société médicale des hôpitaux, l'histoire d'un de leurs malades qui réalisait tout l'aspect clinique d'une embolie de l'artère sylvienne : soudaineté du début, aphasie, monoplégie brachiale droite, souffle cardiaque. « Je n'ai commencé à avoir des doutes que le jour où j'ai constaté une dyspnée croissante hors de proportion avec les signes d'engouement pulmonaire et correspondant à une diminution parallèle de la sécrétion urinaire. L'urémie est devenue évidente quand le rythme respiratoire de Cheyne-Stokes est devenu manifeste » (Rendu [1]). Voici du reste le résumé de cette observation importante.

Obs. VI. — Aug. H..., 56 ans, blanchisseur, amené dans le service de M. le Dr Rendu à Necker, le 24 mai 1895, trois heures après une attaque apoplectiforme qui l'a surpris dans un état de bonne santé apparente. Coma, résolution des membres, pupilles contractées, relâ-

---

1. Rendu et Bodin, *Société médicale des hôpitaux*, 27 mars 1896.

chement des sphincters. La sensibilité n'est pas entièrement abolie. Le bras droit soulevé semble retomber plus lourdement que le gauche.

Rien aux viscères à part un souffle systolique rude à l'orifice aortique. Pouls régulier, lent, plein, artères dures. Température 37°. Sangsues. Lavement purgatif.

25 *mai*. — Le malade a repris connaissance, il comprend ce qu'on lui dit, mais ne peut proférer une seule parole ; il est totalement aphasique.

Cette aphasie est motrice, sans amnésie verbale. Monoplégie brachiale droite ou plutôt parésie évidente. Sensibilité intacte. Urines légèrement albumineuses.

Diagnostic : embolie d'un rameau de l'artère sylvienne gauche intéressant à la fois la circulation de la circonvolution de Broca et celle du centre moteur du membre supérieur. Régime lacté. — Pendant quinze jours la monoplégie et l'aphasie restent stationnaires, mais l'état général est moins bon : oppression, râles aux deux bases du poumon. Il y a un état analogue à celui qui se produit dans les ramollissements subaigus de l'encéphale, consécutifs à une embolie artérielle.

15 *juin*. — Dyspnée hors de proportion avec les signes observés à l'auscultation du poumon. Urines rares et rouges. Pouls lent et dur. Stupeur.

19. — *La respiration a pris très nettement le caractère de la respiration de Cheyne-Stokes.* Urines de plus en plus rares, 2 grammes d'albumine par litre. Phénomènes urémiques menaçants. Sous l'influence d'une saignée de 250 grammes et d'injections sous-cutanées quotidiennes de sérum artificiel, la dyspnée décroît progressivement à mesure que les urines augmentent.

4 *juillet*. — Etat général excellent, le malade s'intéresse à ce qui l'entoure mais l'aphasie et la monoplégie persistent sans amélioration.

20. — Le bras droit exécute quelques mouvements. Le malade articule distinctement les monosyllabes *oui* et *non*.

24. — Le bras droit récupère ses mouvements, le malade prononce quelques phrases simples. Les urines abondantes (1800 à 2500 cent. cubes) ne contiennent plus de traces d'albumine.

Suppression des injections de sérum. Régime lacté mitigé.

10 *août*. — Le malade se sert de son bras droit aussi bien que du gauche. Il parle presque aussi facilement qu'à l'état physiologique. Il nous apprend que pendant la quinzaine qui précéda son attaque apoplectiforme il était fréquemment sujet à des vertiges, à des troubles de la vue, et à des maux de tête presque chaque soir. Le malade ne sait ni lire ni écrire,ce qui explique l'inutilité des tentatives pour étudier la parole lue et l'agraphie.

Il quitte l'hôpital le 12 août complètement guéri.

Ce malade était donc depuis quinze jours en imminence d'urémie quand survint l'attaque apoplectiforme. Le diagnostic de monoplégie et d'aphasie urémiques trouve sa confirmation dans l'évolution de la maladie. En effet, quand une oblitération artérielle détermine des troubles circulatoires permanents et provoque des phénomènes paralytiques persistants, ceux-ci sont presque toujours suivis de contractures manifestes trois semaines après, contractures qui traduisent les phénomènes de dégénérescence corticale et de sclérose du faisceau pyramidal. Ici, au contraire, malgré la longue durée des désordres paralytiques les symptômes fonctionnels n'ont jamais varié jusqu'au jour où ont éclaté les grands accidents urémiques qui nécessitèrent la saignée. « Il n'est pas jusqu'à la disparition complète des phénomènes paralytiques qui ne soit en contradiction avec l'hypothèse d'une embolie. La paralysie consécutive à un ramollissement cortical ne cède pas aussi intégralement : il reste longtemps de l'impotence fonctionnelle et souvent de l'atrophie du membre. Rien de semblable n'a été observé ici. »

De cette argumentation ainsi que des observations précédentes il ressort donc nettement qu'au cours d'une néphrite chronique plus ou moins latente, des paralysies peuvent survenir, prenant le masque des paralysies consécutives aux lésions cérébrales en foyer, hémorragie cérébrale, ramollissement cérébral par thrombose ou par embolie. L'autopsie démontre l'absence de ces lésions présumées et la constance de la lésion rénale.

Paralysie urémique des néphrites subaiguës.

Comme celles que nous venons d'étudier elles affectent de préférence la forme hémiplégique, mais combien différentes dans leur allure. L'erreur de diagnostic presque fatale tout à l'heure est ici au contraire presque toujours évitable pour qui connaît l'existence de ces troubles moteurs. C'est que la paralysie n'est plus un phénomène capital, qu'elle survient comme un phénomène surajouté à une série de manifestations qui ne laissent place à aucun doute sur leur nature. A défaut de la constatation de ces troubles prémonitoires l'observateur placé subitement en face d'un de ces malades en état de paralysie serait sollicité par l'âge du sujet à rejeter l'hypothèse d'une lésion organique, telle qu'hémorragie cérébrale, ramollissement par thrombose.

Elles surviennent le plus souvent chez des enfants atteints de scarlatine (Clarus [1], Fraser [2], Dupré, XVI, Finlagson, 49, Giammattei, II, VIII, XIV, Brash), dont l'âge varie entre 3 ans et demi et 21 ans si l'on compte le cas de Dewevre (25) qui appartient plutôt à la catégorie précédente. Quelquefois elles apparaissent au cours de la néphrite de la grossesse, avant ou après l'accouchement (Chantemesse et Tenneson,

1. CLARUS, *Loco citato.*
2. FRASER, *The practitioner*, juin, page 431 et juillet, page 22, 1882.

1 du mém., Letulle, XI, Giammattei, 43, 46), ou bien au cours de la tuberculose pulmonaire (Chantemesse et Tenneson, 6 du mém.).

Scarlatine. — Si nous en exceptons le cas récent de Brash [1] relatif à un enfant de 3 ans qui fut atteint d'aphasie le quatrième ou le cinquième jour d'une scarlatine, toutes les observations que nous avons sous les yeux signalent à peu près les mêmes symptômes et la même évolution. Chez un enfant atteint de scarlatine, des œdèmes erratiques apparaissent au cours de la convalescence et se convertissent en anasarque généralisée, l'urine diminue, devient trouble, quelquefois sanglante et contient beaucoup d'albumine. Pendant que ces signes objectifs s'accentuent, la dyspnée s'accroît et les convulsions éclatent précédées dans quelques observations d'anurie complète (Dupré, XVI, Giammattei, VIII), de délire et de strabisme (Giammattei, XIV). Ajoutons que ces convulsions partielles ou généralisées ne signalent pas toujours l'invasion des troubles paralytiques ; ils peuvent s'amender en effet sous l'influence d'une saignée, d'une urination plus abondante et reparaître avant de laisser la place aux phénomènes paralytiques.

Lors même que les convulsions font défaut comme dans l'observation de Giammattei (VII), l'âge de la malade, la dyspnée intense, l'anasarque considérable, la suppression complète des urines qui étaient les jours précédents sanguinolentes et fortement albumineuses, précédant l'apparition brusque du coma et de la monoplégie brachiale, indiquent que la paralysie est suivant toute vraisemblance attribuable à la néphrite scarlatineuse.

1. BRASH, *Berliner klinische Wochenschr.*, n° 2, page 30, 1897.

Les deux observations qui suivent empruntées au mémoire de Giammattei démontrent l'exactitude de notre description.

Obs. VII (résumée).— G. G..., 9 ans, d'une bonne santé, habite dans une maison où ses trois frères sont morts de scarlatine. Pris à son tour de la même maladie, il entre bientôt en convalescence, s'expose au froid et retombe malade : fièvre, faiblesse, urines rouges et sédimenteuses, œdèmes erratiques qui se transforment bientôt en anasarque généralisée.

10 *septembre*. — Température 38°6, pouls 92. Anasarque considérable, douleur à la percussion de la région lombaire droite. L'urine abondante, rouge, contient une énorme quantité d'albumine. Rien dans les autres viscères. Calomel. Frictions. Diète lactée. Les urines diminuent jusqu'au 16.

Le 17, perte de connaissance subite, convulsions unilatérales dans les deux membres gauches. L'accès dure une heure et ne laisse aucune trace.

L'anasarque et l'albumine augmentent. Congestion pulmonaire droite. Température 37°4, 37° 8. Pas de bruit de galop. Pas de souffle.

Le chlorhydrate de pilocarpine en injection d'un 1/2 centigramme provoque des sueurs abondantes, de la salivation, puis les urines reparaissent, la congestion pulmonaire diminue, l'amélioration est manifeste. Mais le 28 et le 29 les évacuations alvines cessent, l'urine se fait rare (300 gr. en 24 heures) et le soir du 29 l'enfant est pris subitement d'aphasie et d'hémiplégie droite.

L'intelligence est intacte, mais il ne peut répondre que par monosyllabes *non* et *ma* aux questions qu'il entend très bien. Pas de cécité verbale. L'enfant dont la langue et le voile du palais fonctionnent bien s'inquiète de ne plus pouvoir s'exprimer.

Sensibilité aux trois modes conservée dans les membres privés complètement de mouvement. Urines albumineuses, 200 grammes, température 37° 2. Pouls 86.

Le lait, les diurétiques, la pilocarpine, déterminent une sudation abondante et un retour de l'urine.

Le 10 octobre, la mobilité reparaît dans les membres, la parole revient. Urines abondantes, presque normales. A la fin d'octobre la guérison était à peu près complète.

Obs. VIII (résumée). — E. G..., 7 ans, atteinte en octobre 1888 de scarlatine. Néphrite. Anasarque considérable, urine très albumineuse, sanglante et très rare. L'enfant reste deux jours sans uriner, en proie à une violente dyspnée, convulsions.

Dans la nuit qui suivit ces deux jours d'anurie, la malade tombe dans le coma. Perte complète des facultés sensorielles et intellectuelles. Quand celles-ci reparaissent on constate une paralysie du bras droit.

Quelques jours après, nouvelle perte de connaissance qui fait place ensuite à un accès prolongé de dyspnée intense. La monoplégie brachiale persiste.

Disparition de la monoplégie au retour de l'urine. Cependant cette disparition n'est pas complète, il persiste une faiblesse du membre que l'auteur attribue à l'inertie et au défaut d'un traitement énergique et approprié.

Grossesse. — Les paralysies dues à la néphrite de la grossesse apparaissent de même au cours ou après l'éclosion de symptômes retentissants. Elles sont précédées dans l'observation de Giammattei (45), par des œdèmes partiels des membres et de la face, une oppression notable, une grande diminution de l'urine qui contient beaucoup d'albumine. Des accès convulsifs survinrent si nombreux et si intenses qu'il fallut provoquer l'accouchement au cours du 8e mois.

Dans le cas qui nous occupe, sous l'influence d'une large saignée, le nouvel accès d'urémie qui suivit l'amélioration momentanée déterminée par l'accouchement prit fin ; mais quinze jours plus tard il reparut sous la forme d'un coma

subit et transitoire auquel succéda une hémiplégie droite
complète et de peu de durée.

Quand le taux de l'urine devint normal, l'anasarque, la
dyspnée et l'hémiplégie disparurent.

Tous ces accidents naissent aussi bien après un accouchement heureux. Ils sont annoncés par de la céphalée, des douleurs épigastriques, des vomissements, de nombreuses attaques d'éclampsie qui durent plusieurs jours et reparaissent
quelques jours après, signalant l'invasion d'une hémiplégie
droite, Giammattei (43).

Des névralgies très douloureuses du trijumeau et du plexus
brachial figurent aussi à titre de signes prodromiques persistants dans l'observation de MM. Chantemesse et Tenneson.
M. le Dr Guyot a particulièrement insisté sur la signification de
ces phénomènes douloureux que nous retrouvons dans l'observation suivante obligeamment fournie par M. le Dr Fiessinger ; mais cette fois elles constituent le seul prodrome notable de la paralysie.

Obs. IX (Inédite). — *Urémie paralytique et convulsive survenant après
l'accouchement. Paralysie motrice du côté droit incomplète à gauche.
Paralysie du facial inférieur droit. Guérison en 10 jours.* — Mme Ch...,
20 ans, n'a jamais été malade. Légère chloro-anémie pendant sa grossesse qui fut du reste normale. Accouchement à terme.

Huit jours après sa délivrance Mme Ch... eut à souffrir d'une violente
céphalée occupant toute la tête mais prédominant à droite.

Il est probable, sans qu'on puisse l'affirmer, que ce mal de tête fut
accompagné de fièvre. Un médecin appelé diagnostiqua une névralgie
liée à la chloro-anémie et prescrivit un traitement tonique, vins, viandes rôties, etc.

Pendant trois semaines les douleurs persistent, s'exaspèrent, pri-
vant la malade de sommeil.

Le 5 avril 1888, 4 semaines après l'accouchement, se déclare brusquement une paralysie du côté droit ; bras et jambe frappés d'impotence absolue ; les membres du côté gauche s'affaiblissent du même coup, mais peuvent exécuter quelques mouvements.

Le 6 avril, crises répétées de convulsions dans les membres des deux côtés et la moitié droite de la face. Chaque crise dure de 8 à 10 minutes. La malade n'urine pas.

Appelé alors nous constatons une hémiplégie droite totale (face et membres), complète. La sensibilité est conservée sous toutes ses formes. Les membres supérieur et inférieur gauches sont très affaiblis, sensibilité intacte comme du côté droit.

Une crise convulsive, la douzième, éclate en notre présence : secousses convulsives du côté droit de la face et dans les quatre membres, prédominant du côté droit. — Durée 7 minutes.

Deux autres crises semblables, peu de temps après, interrompent l'interrogatoire. Une sonde introduite dans la vessie évacue 500 grammes d'urine dans laquelle l'acide nitrique précipite de gros flocons d'albumine.

Pouls 124. Température 38°4.

Traitement. — Sangsues derrière les oreilles et cataplasmes sinapisés sur la région lombaire.

Lavements froids de 150 grammes d'eau toutes les 3 heures.

Potion contenant 8 grammes de bromure de sodium et 4 grammes de chloral.

Régime lacté exclusif.

7 avril. — Crises diminuent, 8 dans les 24 heures.

Dans l'intervalle des crises, le côté droit est complètement inerte, mais les mouvements sont plus aisés à gauche dans le pied et le bras. Pouls 124. Température 38.

4 sangsues. Inhalations d'oxygène.

8. — Le côté gauche a recouvré sa puissance de contraction à peu près normale. Hémiplégie droite persiste. Une seule crise. Diarrhée abondante. Urines augmentent. Plus de céphalée. Pouls 120. Température 38°4.

9. — Plus de crises. La déviation de la bouche du côté gau-

che a disparu. La jambe droite exécute quelques mouvements qui augmentent en étendue et en précision les jours suivants.

14. — Ce n'est que le 14 que les premiers mouvements réapparaissent dans le bras droit et le 20 avril il ne reste plus trace de la paralysie du côté droit. L'albumine qui avait à peu près disparu augmente à la suite de l'usage de la viande.

Malgré quelques troubles gastriques l'amélioration continue et en juillet l'albumine a définitivement disparu. Depuis 1888, Mme Ch... a eu trois grossesses sans complications d'aucune sorte.

Malgré l'ordre d'apparition des phénomènes nerveux et l'absence des prodromes habituels, la nature des accidents paralytiques recevait dans ce cas son explication de la prédominance des accidents convulsifs, de la rareté de l'urine et de l'abondance de l'albumine. A supposer qu'une erreur d'interprétation se fût produite, l'évolution des accidents et leur guérison rapide l'eût vite dissipée.

Paralysie faciale.

L'hémiplégie urémique, nous l'avons dit, est souvent partielle et affecte le type brachio-crural dans la moitié des cas environ. Dans la moitié des cas aussi l'hémiplégie s'accompagne d'une paralysie faciale qui au contraire s'associe bien moins fréquemment à la monoplégie (3 fois sur 11).

Cette paralysie faciale ne se distingue d'ailleurs en aucune façon, si ce n'est par sa rapide évolution, de celles qui accompagnent les hémiplégies déterminées par une lésion cérébrale.

Plus intéressantes sont les paralysies faciales isolées. Rares d'ailleurs, puisqu'elles ne sont pas mentionnées dans les ouvrages classiques et que nous n'en avons pu recueillir que deux exemples [1] publiés par Letulle dans la thèse de Bernard et par Carpentier de Bruxelles [2].

Leur existence pour être rare n'est pas douteuse. La paralysie apparaît du côté gauche de la face chez un peintre en bâtiments, après plusieurs attaques convulsives qui se succèdent depuis la veille, et s'accentue à la suite de nouveaux accès convulsifs. Elle dure toute la journée et le lendemain jusqu'au coma terminal (Carpentier [3]).

Nous avons nous-même observé cette paralysie à titre de phénomène transitoire chez un malade du service de notre maître, M. le Dr Huchard, malade qui fut atteint peu de temps après d'hémiplégie totale du côté opposé et dont nous rapportons ici l'histoire :

Obs. X (personnelle). — *Néphrite interstitielle. Dyspnée et épanchement pleural droit. — Paralysie faciale droite isolée durant deux heures. Quinze jours après paralysie faciale gauche avec hémiparésie du même côté. Autopsie. Ramollissement de la pointe du lobe occipital.*

Chevalier, 53 ans, serrurier, entré le 13 mars 1896, au n° 21 de la salle Chauffard à l'hôpital Necker dans le service de M. le Dr Huchard.

Aucune maladie antérieure. Quelques excès alcooliques.. Depuis 4 mois en même temps que survenaient des troubles digestifs sans vomissements, le malade s'essoufflait au moindre effort ; cette dyspnée

1. Nous ne faisons pas figurer dans notre statistique la paralysie faciale de Brunet (*Journal de médecine de Bordeaux*, 12 mars 1893). Elle fut suivie le lendemain de monoplégie brachiale droite et pour cette raison ne peut figurer dans ce chapitre. En outre elle trouve son explication réelle dans le ramollissement des circonvolutions frontale et pariétale ascendantes que nous considérons, jusqu'à nouvel ordre, indépendant de l'urémie qui provoqua les accidents terminaux.

2. Carpentier, *Clinique de Bruxelles*, 26 mars 1891.

3. Dupré et Rabé viennent de publier un nouveau cas de parésie faciale urémique avec autopsie chez un homme de 31 ans, soumis à une intoxication chronique par le sulfure de carbone et atteint de néphrite interstitielle (in *Presse médicale*, 22 janv. 1898).

d'effort a été suivie de dyspnée nocturne qui privait le malade de sommeil toutes les nuits, depuis deux ou trois semaines, et qui durait de minuit à 6 heures du matin.

Il urine abondamment depuis six mois environ et plusieurs fois la nuit. Sensation de doigt mort. Pas de troubles de la vue. L'augmentation de la céphalée et de la dyspnée ont décidé le malade à entrer à l'hôpital.

Examen du malade à son entrée. — Facies coloré, embonpoint médiocre. Varices des jambes. Léger œdème malléolaire. Dyspnée intense qui l'oblige à rester assis.

Poumon droit. — Matité thoracique s'étendant de la base à l'épine de l'omoplate avec diminution des vibrations. Murmure vésiculaire aboli dans la même étendue. Pectoriloquie aphone. Œgophonie. Pas de souffle. Skodisme sous-claviculaire.

Poumon gauche. — Respiration supplémentaire.

Foie. — Abaissé, douloureux à la pression, débordant les fausses côtes de près de 5 centimètres.

Cœur. — Hypertrophié, soulevant la paroi d'une impulsion violente et sur une grande étendue. La pointe bat au bord inférieur de la 6ᵉ côte sur la ligne mammaire.

Bruit de galop et tachycardie. Retentissement du deuxième bruit aortique sans dilatation de l'aorte ni soulèvement des artères sous-clavières.

Pouls irrégulier, serré à 104 à la minute.

Urines peu abondantes, foncées, légèrement albumineuses (0 gr. 60). Température normale.

Pupilles normales.

Traitement. — 20 grammes d'eau-de-vie allemande. aujourd'hui. Régime lacté absolu.

18. — Le taux de l'urine atteint un litre et demi, mais la dyspnée et l'épanchement ne présentant aucune amélioration nous pratiquons la thoracentèse et retirons 1500 grammes de liquide clair, citrin, albumineux.

19. — Etat meilleur, plus de dyspnée. Urine 2 litres et demi.

20. — L'épanchement a reparu, il atteint l'angle inférieur de l'o-

moplate, les jours suivants œdème des membres inférieurs et du scrotum, râles de congestion pulmonaire à la base gauche. La dyspnée est aussi intense que le jour de l'entrée.

23. — Nouvelle thoracentèse de 1500 grammes qui n'apporte que peu de soulagement, l'oppression et l'œdème persistent et l'urine atteint à peine un litre par jour.

L'administration de la théobromine à dose décroissante de 3 grammes à 1 gr. 50 par jour et le régime lacté absolu améliorent si rapidement le malade que tous les accidents disparaissent et qu'il sort le 7 avril complètement guéri en apparence.

Il rentre le 14 avril expectorant des crachats hémoptoïques, présentant un œdème considérable des membres inférieurs et un épanchement pleural moyen, de la dilatation des pupilles et une dyspnée intense. Urines très rares, albumineuses. Le traitement par le régime lacté et la théobromine provoque une diurèse qui atteint 4 litres le 18 et le 19, se maintient à 3 litres le 20 et le 21, à 2 litres le 22.

Tous les accidents, œdème, crachats hémoptoïques, céphalée, dyspnée, dilatation pupillaire, avaient disparu et il ne persistait en un mot aucun signe d'intoxication urémique quand apparut brusquement et sans autre phénomène, dans la matinée du 20 mai, pendant la visite, une *paralysie faciale droite*.

Cette paralysie survient au milieu d'une conversation et se manifeste par un grand embarras de la parole. La face est plate du côté droit, les plis et les rides sont effacés, la commissure labiale est abaissée. Le visage paraît reporté vers la gauche. L'orbiculaire des paupières est intact. Pas de troubles de la vue. Pupilles normales. Impossibilité de siffler et difficulté considérable pour articuler les mots.

Il n'y a pas de troubles de la sensibilité dans le domaine du facial inférieur.

Cette paralysie n'est accompagnée d'aucun trouble de la motilité dans les membres, d'aucun trouble de l'intelligence. Elle dure deux heures et disparaît à peu près complètement.

L'urine contient des traces d'albumine.

Le 21, le lendemain, l'état général est très satisfaisant, il n'y a plus trace de la paralysie faciale.

Dans les derniers jours du mois il fallut pratiquer une troisième thoracentèse de 1500 grammes. La diurèse redevint abondante (2 litres), le 3 mai, le malade était si bien qu'on lui accordait le régime ordinaire.

Le 5, le malade se réveille avec une *hémiplégie gauche cette fois.*

La paralysie des membres mérite plutôt le nom de parésie, mais la *paralysie faciale gauche* est plus marquée et s'accompagne d'une diminution notable de la sensibilité du côté gauche de la face. Hémianesthésie moins marquée sur les membres.

Troubles sensitivo-sensoriels de la moitié gauche de la langue. Diminution de la sensibilité tactile et incapacité de goûter le sulfate de quinine. La muqueuse nasale a conservé la sensibilité générale. Perte du réflexe rotulien gauche. Pas de troubles des réservoirs. Température normale. Pupilles un peu dilatées.

Ces troubles de la motilité et de la sensibilité des membres et de la langue durent deux jours, tandis que ceux de la moitié gauche de la face persistent plusieurs jours avec des alternatives d'augmentation et de diminution.

Le 12 mai, la paralysie du facial inférieur gauche a disparu, cependant la joue gauche est encore un peu flasque.

Le 13 mai, l'état général s'aggrave, car les urines, malgré le traitement, diminuent depuis le 9 mai, elles atteignent 500 grammes par jour ; il faut pratiquer une quatrième thoracentèse et des injections quotidiennes d'huile camphrée quelques jours après.

On atteint ainsi le mois de juin.

Les injections hypodermiques de sérum artificiel de Hayem ne provoquent aucune amélioration.

Le malade meurt le 19 juin plongé depuis cinq jours dans le coma.

Autopsie. — Epanchement pleural sanguinolent, de un litre, cloisonné. Plèvre épaissie. Le poumon droit est farci d'infarctus, il présente des lésions de pneumonie chronique, de coloration ardoisée à la coupe.

Poumon gauche congestionné.

Cœur globuleux, hypertrophie modérée du ventricule gauche. Dilatation du ventricule droit.

Obs. XI (résumée) [1]. — Chez une femme de 39 ans, à terme, présentant depuis le 8e mois de sa grossesse des symptômes multiples de néphrite, des attaques d'éclampsie précédèrent immédiatement l'expulsion d'un enfant vivant. Au sortir de l'état de torpeur consécutif aux attaques la malade entr'ouvrait à peine l'œil gauche, tandis que l'œil droit restait ouvert et ne se fermait pas complètement. Il existait en réalité une paralysie faciale droite incomplète, mais paraissant d'ordre périphérique, puisque l'orbiculaire des paupières du même côté n'obturait pas complètement l'orifice palpébral. Cette paralysie faciale isolée, périphérique, s'accentua au bout de quelques jours et disparut presque entièrement en 12 jours. Sensibilité normale.

L'auteur prend soin de nous avertir que l'on ne peut mettre sur le compte d'un refroidissement cette paralysie du nerf facial. Il s'en est assuré par un interrogatoire minutieux.

D'explication, Bernard n'en donne pas, ou plutôt il en donne de multiples parmi lesquelles il nous laisse le soin de choisir la meilleure. Faut-il admettre une névrite périphérique du nerf facial, un œdème du tronc nerveux dans son trajet intra-pétreux ? Vous le verrons plus loin.

Disons tout de suite qu'il existe dans la littérature médicale deux observations malheureusement peu détaillées et dépourvues de contrôle anatomique qu'il nous semble intéressant de rapprocher de cette dernière. Elles constituent d'ailleurs une manifestation exceptionnelle de l'urémie qui trouve ici sa place.

Paralysie des cordes vocales.

Sous le titre de « An unusual manifestation of urœmia », Ivins publiait en 1890 dans *The Hahnemannian Monthly* une

1. Letulle. Observat. VI de la thèse de Bernard, Paris, 1885. *Contribution à l'étude des paralysies dans l'urémie.*

pondrais avec quelque raison, qu'il est extrêmement rare que ces paralysies attribuables à d'autres causes apparaissent si subitement.

Les paralysies laryngées provoquées par le mécanisme de la compression affectent d'abord les muscles adducteurs, la perte du mouvement ne porte que plus tard sur les muscles abducteurs.

Dans les deux cas présents les deux groupes de muscles, adducteurs et abducteurs, furent pris en même temps en apparence.

En admettant la possibilité du début par les muscles adducteurs avant que la paralysie ait été reconnue, il reste encore remarquable qu'une telle paralysie due à d'autres causes que l'urémie ait pu rester latente et ignorée jusqu'à l'apparition de l'urémie et qu'elle ait été alors aggravée dans le même temps que l'urine disparut presque complètement.

Certes le défaut d'autopsie constitue une grave objection à faire valoir contre la nature supposée de cette paralysie et l'on peut contester l'absence d'une compression médiastine latente ou peu manifeste. On ne peut cependant en raison de la brusquerie du début coïncidant avec la disparition des urines et des symptômes cliniques de l'urémie d'une part, de l'intégrité antérieure des cordes vocales d'autre part, refuser à ces observations le degré de probabilité qu'on a coutume d'accorder à d'autres paralysies survenant chez les urémiques malgré l'absence de contrôle anatomique.

Quelques réserves légitimes qu'on doive maintenir nous avons cru intéressant de signaler ces deux observations. Elles offrent un degré de probabilité qui n'est pas à dédaigner et présentent une grande analogie avec les laryngoplégies dont l'histoire a été si bien tracée par Lermoyez [1] dans son étude très complète des « paralysies récurrentielles ». Elles prendraient

---

1. Lermoyez, *Les causes des paralysies récurrentielles*, Paris, 1896.

Dilatation légère de l'orifice mitral et de l'orifice tricuspidien. Rien aux coronaires. Pas de trace de sclérose cardiaque. Poids 430 grammes. Plaques récentes d'aortite sur la crosse.

Foie congestionné, 1350 grammes.

Reins diminués de volume, de couleur sombre, pesant 130 et 120 grammes, surface granuleuse, adhérente à la capsule. Réduction considérable de la substance corticale.

Cerveau. — Pas de liquide quand on sectionne les méninges. Artères de la base non athéromateuses.

Absence d'œdème de la substance cérébrale et de dilatation des ventricules ; pas de foyer d'hémorragie. Rien à signaler sauf une petite plaque de ramollissement de la pointe du lobe occipital.

Ainsi tous les signes de l'intoxication urémique avaient cessé quand apparut sans bruit, sans prodrome d'aucune sorte une paralysie faciale isolée dont il ne restait plus trace quelques heures après.

L'interprétation de cette paralysie nous parut difficile malgré l'existence des accidents récents que nous avions suivis avec attention. Nous ignorions alors la possibilité d'une semblable manifestation de l'urémie. Sa disparition presque subite d'abord et sa réapparition quelques jours plus tard du côté opposé sous la forme d'une hémiplégie totale, l'autopsie enfin nous montrèrent d'une manière irréfutable que les divers accidents qui avaient évolué sous nos yeux, avaient pour commune origine l'imperméabilité rénale.

Dans l'observation de Carpentier comme dans la nôtre, la paralysie faciale n'affectait que le domaine du nerf facial inférieur, tandis que dans celle de Letulle elle s'étendait en outre au domaine du facial supérieur. Et cependant son origine ne différait pas apparemment de celle des précédentes.

Citons aussi pour mémoire l'hémiplégie croisée à syndrome de Weber (Jackel, 24), les paralysies oculaires coïncidant avec la diplégie brachiale (observ. 14), et avec la paralysie faciale gauche (Carpentier, 34).

courte étude de deux cas de paralysie de la corde vocale gauche qui survint au cours de l'urémie, cas sans analogue dans la littérature médicale, à la connaissance de l'auteur. En voici la traduction un peu résumée.

Obs. XII et XIII. — Ivins. — Il s'agit de deux hommes âgés de plus de 60 ans et atteints d'une hypertrophie considérable de la prostate. L'urémie apparut graduellement, et, lors de l'apparition de la paralysie du larynx, l'urine disparut soudain presque complètement. La paralysie survint avant la torpeur cérébrale qui précéda le coma.

Dans les deux cas la paralysie persista jusqu'à la mort, mais la voix parlée fut conservée avec un timbre particulier, mal assuré, tel qu'on peut le considérer comme à peu près pathognomonique de cette forme de paralysie.

L'articulation des mots subit une modification peu de temps avant la mort.

Le premier malade vécut environ trois jours, le deuxième environ deux jours, après l'apparition de la paralysie de la corde vocale.

Malgré l'absence d'autopsie, la nature urémique de ces deux cas est évidente :

Il y avait une paralysie indiscutable de la corde vocale gauche, et nulle inflammation laryngée antérieure ; auparavant la voix était normale. Chez chacun d'eux, la corde vocale droite fonctionnait bien, quoique peut-être avec un peu de paresse.

A tous autres égards, le larynx était normal.

Il y avait trouble dans l'émission de la voix et nul obstacle à la respiration.

Il ne paraît impossible d'attribuer ces deux cas de paralysie laryngée, à une lésion cérébrale puisqu'il n'y avait pas d'autre paralysie, ni même d'affaiblissement musculaire, et il faut les attribuer à quelque gêne du nerf récurrent.

Toutefois puisqu'on ne peut incriminer ni anévrysme, ni néoplasme, on peut penser qu'elles étaient dues *au poison urémique lui-même infiltrant le nerf récurrent.*

A ceux qui diraient qu'elles étaient dues à une autre cause, je ré-

plète est plus fréquente au cours de la néphrite chronique, tandis que dans tous les cas (sauf **Dupré, XVI**) où son degré est noté, la paralysie des néphrites subaiguës est complète.

Ajoutons d'ailleurs qu'elle n'est ordinairement complète que peu de temps, soit qu'elle trouve un terme rapide dans le coma et la mort, soit que par sa durée elle mette en évidence un autre caractère non moins important : la variabilité.

Flaccidité. — Complètes ou non, ces paralysies sont flasques, et fait important, restent telles pendant leur évolution. Cependant des contractures sont signalées dans sept observations, toujours précoces puisqu'elles apparaissent en même temps que la paralysie ou le lendemain (observation **IV** ; Raymond, obs. 5, 9, 10 de son mémoire), ou dans un délai de trois ou quatre jours. Les contractures précoces ressemblent à celles qui surviennent dans l'hémiplégie qui traduit une irritation corticale ou une hémorragie cérébrale avec inondation ventriculaire. Un mécanisme analogue préside peut-être à leur apparition. Cinq fois sur sept, en effet, la mort étant survenue, l'autopsie démontra dans tous les cas la présence d'une abondante sérosité des méninges (Raymond) ou l'infiltration de la substance cérébrale par un œdème considérable, ou bien encore une grande abondance de sérosité remplissant et dilatant les ventricules latéraux.

Cette contracture, une fois exceptée, siège dans les membres paralysés.

Variabilité. — L'hémiplégie urémique peut persister sans modifications notables jusqu'à la mort. Mais quand elle dure il est fréquent qu'elle manifeste cette variabilité que nous avons indiquée : elle peut s'atténuer peu à peu, disparaître

naturellement place dans le cadre des laryngoplégies toxiques dont l'existence est bien établie.

Si le plomb, l'arsenic, le phosphore, l'alcool, le chanvre indien, la belladone, la stramoine, l'opium, la coca ; si les poisons microbiens de la diphtérie, de la fièvre typhoïde, du choléra, de l'impaludisme, de la blennorrhagie, de l'infection puerpérale, de la tuberculose, de la syphilis ; si le rhumatisme et le froid sont capables de déterminer des paralysies récurrentielles, si le diabète peut produire des paralysies temporaires du larynx, pourquoi les poisons si nombreux et si variés de l'urémie ne pourraient-ils en faire autant ? Comme dans la paralysie faciale périphérique on peut supposer un œdème interstitiel du nerf récurrent, mais on peut croire aussi les poisons de l'urémie capables de déterminer une névrite périphérique aussi bien que le sang hyperglycémique (pseudo-tabes diabétique).

Il ne nous reste plus à citer parmi les formes rares de paralysie urémique que les paralysies bilatérales, quadriplégie (observation IX) bientôt transformée en hémiplégie, la diplégie brachiale de Giammattei que nous résumons en quelques lignes.

Obs. XIV (résumée). — *Néphrite scarlatineuse. Diplégie brachiale.* — E. M..., atteinte de néphrite scarlatineuse. Œdèmes erratiques, anasarque, délire, strabisme divergent, alternatives de mydriase et de myosis, convulsions générales. Disparition complète de l'urine.

Paralysie des membres supérieurs. Traitement sudorifique. L'urine revient, la paralysie du bras gauche disparaît. Celle du bras droit ainsi que le strabisme persistent.

Nouvelle rareté des urines. Congestion pulmonaire violente. Coma. Mort. Pas d'autopsie.

Pas de déviation conjuguée de la tête et des yeux.

Commissure labiale droite abaissée. Hémianesthésie légère de tout le côté droit. Température normale. Pas de myosis. Arythmie. Pouls 120. Pas de bruit de galop. OEdème pulmonaire, urines rares, très albumineuses.

La diminution de l'œdème des membres supérieurs et inférieurs et de la face est très marquée ; elle coïncide avec l'apparition de ces attaques d'urémie.

Cette hémiplégie dure 4 heures.

3 *octobre*. — Cinquième et dernière attaque de coma. Hémiplégie droite. L'hémianesthésie reparaît d'emblée.

Saignée 400 grammes. Urée 2 gr. 43 pour 1.000 dans le sang ; 12 grammes pour 1.000 dans l'urine. L'hémiplégie se résout 3 heures après la saignée.

Une surdité droite complète apparaît et dure 3 semaines.

4. — Amnésie correspondant à ces attaques d'urémie et aux deux jours qui ont précédé la première attaque. Durée 15 jours. Quand elle est suffisamment améliorée le malade quitte l'hôpital.

Ces paralysies qui surviennent et s'évanouissent rapidement ne méritent-elles pas l'épithète de transitoires ? Et ne doit-on pas ajouter aussi que ces paralysies variables, transitoires sont quelquefois mobiles. Comme nous l'avons observé nous-même (obs. X), Lancereaux raconte dans l'*Union médicale* [1] qu'un de ses malades fut atteint une première fois d'hémiplégie droite de quelques jours de durée, puis d'une hémiplégie gauche qui cessa également ; ce malade goutteux et albuminurique mourut de dyspnée urémique. Il serait imprudent toutefois d'exagérer la valeur de ces épithètes. Malgré leur longue durée la monoplégie et l'aphasie urémique de Rendu (obs. VI) sont restées invariables,

---

1. LANCEREAUX, *Troubles nerveux de l'urémie*, 30 avril 1887.

Intensité. — Dans une douzaine d'observations les auteurs spécifient nettement que les troubles moteurs sont peu
accusés : ils les qualifient de paralysie incomplète. Peut-être
même cette parésie serait-elle encore plus souvent notée si
dans un certain nombre d'observations l'appréciation du degré du désordre moteur n'était omise. Il n'avait pas échappé
aux premiers auteurs que la paralysie se présentât fréquemment sous cet aspect ; Chantemesse et Tenneson écrivaient
que la motilité est affaiblie, sans paralysie localisée et plus
tard chez le malade (obs. 3 de leur mémoire) ils observaient
de temps en temps un affaiblissement variable et fugace d'un
ou plusieurs membres. D'autres fois, disaient-ils, la motilité
n'est pas complètement abolie.

Se fondant sur l'une de ses observations (29), Level décla-
rait que les paralysies consécutives à un ictus apoplectique
sont ordinairement complètes, assertion contredite par Raymond, IV (obs. 6, 7, de son mémoire), Rendu (obs. VI). De
même Boinet dans l'intéressante revue qu'il a consacrée à
l'hémiplégie urémique, dit que la paralysie est le plus souvent incomplète et variable. Cette appréciation, assurément
exacte dans bien des cas, nous paraît exagérée. A la lecture
des observations on peut se convaincre que plus souvent encore la paralysie est complète dès son apparition ou le devient le lendemain, Perret (II).

Il nous semble plus juste de dire que la paralysie incom-

ment sa fréquence il est au contraire plus difficile d'établir le rapport qui existe véritablement entre les troubles sensibles et moteurs. Certes l'hémianesthésie notable accompagne l'hémiplégie (mémoire de Raymond, obs. 4, 5, 9), l'hémianesthésie peu marquée accompagne l'hémiparésie, il n'existe pas à notre connaissance de rapport inverse et l'on pourrait conclure que le désordre de la sensibilité est toujours moins marqué que celui du mouvement.

A notre avis ce n'est pas toujours le degré de la paralysie qui règle celui de la sensibilité, mais c'est aussi l'état de l'intelligence : celle-ci conservée l'hémianesthésie fait souvent défaut. En effet dans beaucoup d'observations où la sensibilité est conservée, le malade, au moment de l'examen, avait gardé ou recouvré sa connaissance (Obs. I, IV, VI, VII, IX, XI ; Dewèvre, 25 ; Level, 29 ; Giammattei, 43, 45).

Au contraire la sensibilité devient obtuse quand il existe de la torpeur cérébrale (Obs. des mémoires Raymond, 4 ; Chantemesse et Tenneson, 1).

C'est ainsi que la monoparésie brachiale de Rendu (Obs. VI) soupçonnée au milieu du coma s'accompagnait d'insensibilité absolue, tandis que, l'intégrité intellectuelle étant à peu près recouvrée, le lendemain les troubles de la sensibilité avaient disparu définitivement sans aucune modification de la parésie.

L'observation d'Adda (46) est encore plus probante : Hémiparésie chez un malade qui jouit de la plénitude de ses facultés, pas de trouble de la sensibilité. Le lendemain état comateux accompagné d'hémianesthésie absolue qui disparaît quand l'intelligence revient. Les mêmes désordres de la sensibilité réapparaissent du côté parésié avec un nouvel état comateux ;

presque subitement et reparaître ensuite. « L'hémiplégie
matinale complète s'est résolue le soir pour se réveiller quelques heures ou quelques jours après. » Il y a quelque chose
de particulier dans cette variabilité des phénomènes que nombre d'observations mettent en lumière :

L'hémiplégie gauche disparaît presque en 24 heures, se
montre à nouveau 12 heures plus tard (mémoire Raymond, 10).
La paralysie faciale droite (Baillet, obs. X) n'a duré que deux
heures environ et les désordres moteurs du côté opposé sont
survenus quinze jours après. A ce point de vue l'observation
la plus typique que nous connaissions est celle de Boinet [1].

Obs. XV (résumée). — *Convulsions jacksoniennes. Hémiplégie, surdité et amnésie urémiques.* — P..., 37 ans, boulanger, alcoolique, non
syphilitique, sans traces de stigmates d'hystérie, sans antécédents per-
sonnels ni héréditaires, est atteint en mars 1891 d'un œdème passager des
membres inférieurs, des paupières et de la face. La vue se trouble.
L'œdème augmente en avril, anasarque.

Entre à l'hôpital en juin avec un œdème des quatre membres et de la
face. Urines rares, très colorées, très albumineuses. Hypertrophie du
cœur. Bruit de galop. Etat stationnaire jusqu'au 1er octobre. A 7 heures
du soir : coma urémique, épilepsie jacksonienne du membre supérieur
droit. Durée 20 minutes. A 9 heures, 2e attaque : épilepsie jacksonienne des membres supérieur et inférieur droits.

Puis 3e attaque apoplectiforme. Une hémiplégie totale droite suit les
convulsions jacksoniennes et s'accompagne d'une hémianesthésie qui
ne persiste que pendant les 20 minutes que dure le coma.

Le 2 *octobre*. — Nouveau coma urémique, hémiplégie flasque très
accusée, de tout le côté droit, semblable à une paralysie par lésion cérébrale en foyer. Les réflexes sont abolis à droite, les membres paralysés retombent lourdement sur le plan du lit.

---

1. Boinet, *Marseille médical*. De l'hémiplégie urémique, 15 janvier 1893.

myosis, comme l'urine en nature, et la convulsion qu'on n'obtient jamais avec l'extrait des matières solubles dans l'alcool et qu'on obtient exceptionnellement avec l'urine totale. Les convulsions sont un phénomène plus tardif ; il faut une plus grande quantité d'extrait insoluble dans l'alcool pour déterminer la convulsion que pour faire contracter la pupille.

Sauf le cas de Rendu, nous retrouvons dans l'étude des malades, la coexistence des convulsions et du myosis. Nous n'avons pas, pour notre part, observé cette contraction de la pupille qui est cependant un peu plus souvent notée que sa dilatation : deux de nos malades (III, X), présentaient une dilatation égale, chez une autre (V), les pupilles étaient normales.

Déviation conjuguée. — Comme dans les hémiplégies d'origine centrale, on a noté assez fréquemment dans les paralysies urémiques, la déviation conjuguée de la face et des yeux et quelquefois des troubles des réservoirs.

La déviation conjuguée, signalée une douzaine de fois, accompagne l'hémiplégie. Ordinairement inverse de la paralysie, elle peut être cependant dirigée du côté de l'hémiplégie. Dans les trois cas de ce genre elle doit être attribuée à la contracture des muscles du cou du côté paralysé : cette contracture est du reste constatée dans ces observations dans les muscles des membres, soit avant, soit pendant l'évolution des désordres de la motilité (Obs. IV) (Obs. I, III du mémoire de MM. Chantemesse et Tenneson).

Courbe thermique. — Comme la plupart des auteurs nous n'avons observé nous-même aucune modification de la courbe thermique. Quelques observations en font mention, mais

immobiles et nul changement dans leur état n'avait été constaté au quarantième jour.

Ainsi que le montrent ces exemples la durée de la paralysie urémique varie dans des limites très étendues. Cependant dans les deux tiers des cas où sa durée est spécifiée elle oscille entre quelques heures (Baillet, X; Boinet, XV), 24 heures (Dunin, 33 ; Dupré, XVI) et 5 jours au plus.

· Cette brièveté est d'ailleurs plus apparente que réelle, car la mort met souvent un terme forcé à sa durée.

Comptée d'après la statistique des cas suivis de guérison la durée est 10 fois inférieure et 7 fois supérieure à 10 jours. Comme limite la plus étendue nous trouvons : 25 jours (Letulle, obs. XI), 30 jours (Giammattei, VIII), deux mois et demi (Rendu et Bodin, obs. VI).

Phénomènes qui accompagnent les paralysies urémiques.

Les troubles de la sensibilité sont notés dans tous les mémoires. Considérés comme adjoints aux troubles moteurs dont ils suivraient l'apparition, leur intensité serait proportionnée à celle des désordres de la motilité. Si nous en croyons les observations de Giammattei ils seraient au contraire peu fréquents et en tout cas on ne devrait admettre aucune relation entre leur intensité et celle des troubles moteurs.

En vérité l'état de la sensibilité est signalé dans une quarantaine d'observations. Intacte douze fois, la sensibilité est diminuée ou abolie dans plus des deux tiers des cas.

Si le relevé des observations permet de déterminer exacte-

Aphasie urémique.

Dans la description des variétés cliniques des paralysies urémiques, nous avons omis à dessein de signaler les troubles du langage, leur fréquence, leurs variétés, leur existence quelquefois indépendante de tout désordre moteur, nécessitant pour être classées un court chapitre spécial.

Toutes les modalités du défaut d'adaptation du mot à l'idée ont été observées dans l'urémie, mais les désordres du langage se présentent ordinairement sous leur forme la plus anciennement connue ; l'aphémie ou aphasie motrice de Charcot. Cette aphasie motrice est donc le type de l'aphasie que nous étudions, et il n'y a pas longtemps qu'elle est signalée comme manifestation de l'urémie. C'est à peine si l'on en trouve quelques exemples en remontant au delà du mémoire de M. le professeur Raymond.

La thèse de Piberet[1] contient une observation dans laquelle l'aphasie est si brièvement indiquée qu'on la peut mettre en doute. Un garçon de 9 ans est atteint de néphrite avec anasarque au cours de la rougeole. Survient une attaque convulsive. Une demi-heure après sa disparition « l'enfant semble entendre sans répondre toutefois, il commence à tourner vers nous ses yeux à demi-ouverts ». Trousseau a cité le diabète et l'albuminurie comme causes probables de certains cas d'aphasie.

L'albuminurie scarlatineuse a été également invoquée par H. Jackson comme cause provocatrice d'aphasie (Falret,

1. Piberet, *Accidents nerveux au cours du mal de Bright et de l'albuminurie scarlatineuse*. Th. Paris, 1855.

nouvelle disparition simultanée de l'hémianesthésie et du coma. Les désordres de la motilité persistent pendant plusieurs jours.

A côté des troubles de la sensibilité liés aux troubles de la motilité il y en a donc d'autres non moins nombreux qui semblent subordonnés d'une manière directe à l'état de l'intelligence.

C'est sans doute à cette relation qu'il faut attribuer l'insuffisance de nos connaissances sur l'état des divers modes de la sensibilité dans les paralysies urémiques. On conçoit la difficulté de cette exploration sur un sujet atteint de torpeur cérébrale. Aussi n'a-t-elle été pratiquée ou inscrite que dans un très petit nombre d'observations (agueusie, surdité).

De même les troubles de la vue, pourtant fréquents au cours des néphrites chroniques, ne sont que rarement signalés (*amaurose, héméralopie*).

Réaction électrique. — Nous ne dirons rien de la sensibilité des muscles paralysés aux courants électriques. Cet examen n'est pas mentionné dans les observations que nous avons recueillies.

Réflexes. — Quant aux réflexes patellaires, abolis ou plutôt diminués en général du côté paralysé, ils peuvent être normaux (Dewèvre, 25 ; Giammattei, VII) ou même exagérés (Florand, 26 ; Allemand, 48).

Etat des pupilles. — Tous les auteurs ont accordé, à la suite de M. le Professeur Bouchard, une importance de premier ordre aux modifications de la pupille. Pour la plupart d'entre eux le myosis fait partie du tableau clinique de l'urémie et des paralysies qu'elle provoque.

« L'extrait des matières insolubles dans l'alcool produit le

deux observations de Dupré (XVI), dans celles de Grenet (53) et Lancereaux (51). Dans cette dernière la cécité verbale s'ajoute même à l'agraphie.

Enfin Finlagson [1] a constaté à la suite de la scarlatine non seulement l'aphasie et la cécité verbale mais aussi la surdité verbale.

Dans d'autres observations bien moins nombreuses l'aphasie motrice fait défaut, il n'existe qu'une cécité verbale, accompagnée peut-être d'un léger degré d'agraphie (Jocqs [2]), ou bien la surdité verbale existe (seule Monod [3]), ou précédée de paraphasie (G. Ballet [4]).

Qu'elle se présente sous sa forme motrice pure ou compliquée d'agraphie, de cécité et de surdité verbale ou bien sous la forme sensorielle — cécité, surdité verbale — l'aphasie urémique est souvent précédée de manifestations retentissantes d'intoxication urinaire, tels que l'ictus apoplectique, les convulsions généralisées ou partielles qu'on observe dans les néphrites subaiguës. C'est que si nous en exceptons le cas récent de Brasch [5], où l'aphasie motrice survint dans les premiers jours d'une scarlatine avant tout autre symptôme, elle apparaît surtout à une période avancée de ces néphrites en même temps que l'anasarque, la diminution ou la suppression complète de l'urine. Telles sont l'observation VII et l'observation suivante de Dupré [6].

<hr>

1. FINLAGSON, Aphasie avec hémiplégie consécutive à la scarlatine, *Annales d'obstétrique et de pédiatrie de Berlin*, 1877.
2. JOCQS, Cécité verbale, *France médicale*, 28 avril 1887.
3. *Loco citato*.
4. G. BALLET, Surdité verbale urémique, *Semaine médicale*, 29 avril 1896.
5. BRASCH, *Berl. klinische Wochenschr.*, n° 2, p. 30, 1897.
6. *Loco citato*.

cinq fois seulement (obs. 2, 3 du mémoire Chantemesse et
Tenneson; Level, 30; Carpentier, 3; Dewèvre, 25) l'élévation
de la température semble produite par l'intoxication urémique. Dans les autres cas elle est attribuable à une complica-
tion pulmonaire (Obs. VII, Carpentier, 18), à une infection
puerpérale témoignée par la fétidité des lochies (Chantemesse
et Tenneson, mémoire I), ou aux convulsions (Obs. IX).

Par contre l'abaissement thermique n'est signalé dans aucun
cas, et il ne nous paraît pas douteux que dans la grande majorité des cas la température reste normale.

prolonge jusqu'à la fin de la journée. Vers 4 heures l'enfant fait quelques tentatives pour parler et retrouve quelques mots oui, non, pain.

A 4 heures et demie miction de 250 grammes.

L'anurie avait duré 24 heures. A 7 heures le petit malade commence à dire quelques mots de plus, écrit son nom avec peine et trace les premières lettres des mots imprimés que je lui commande de copier. Après une nuit calme, le lendemain matin 300 grammes d'urine.

L'examen dénote une amélioration considérable dans l'aphasie. La parésie du membre supérieur droit a disparu et l'enfant parle.

La quantité d'urine oscilla pendant cinq jours entre 1200 et 1500 grammes et l'enfant quitta l'hôpital au bout d'une semaine en parfaite santé.

C'est le plus souvent à l'hémiplégie que s'associe l'aphasie urémique et, cette hémiplégie qu'elle soit totale ou partielle siège ordinairement du côté droit. Dans les deux cas où la paralysie siège à gauche il est supposable, malgré que les auteurs n'en fassent pas mention, que les malades étaient gauchers. Il n'est pas rare non plus que l'aphasie survienne indépendamment de tout désordre moteur des membres et de la face (Monod [1], Jocqs, 55 ; Lancereaux, 51 ; Brieger, Dupré, 52 ; Ballet, 54 ; Brasch), il est à noter qu'à cette catégorie de faits appartiennent les trois cas d'aphasie sensorielle indépendante aussi d'aphasie motrice (Monod, Jocqs, Ballet).

De même que les paralysies des membres ou de la face, l'aphasie urémique est transitoire. Le jeune malade de Dupré (obs. XVI) guérit en douze heures d'une aphasie motrice complète avec agraphie et monoparésie brachiale, ou plutôt le retour de l'articulation des mots commença douze heures après le début des accidents et la guérison fut complète en trois jours. Les deux malades de Monod guérirent rapide-

1. Thèse citée.

Aphasie, *Dict. encyclop. des sc. médic.*). L. Monod dans sa thèse sur l'encéphalopathie albuminurique aiguë rapporte l'histoire de deux enfants qui furent atteints d'aphasie post-scarlatineuse (obs. 22 et 24 de sa thèse). Bouchut dans la *Gazette des hôpitaux* (13 mars 1877) écrit que Clarus a observé de nombreux cas d'aphasie non seulement chez les enfants au cours de la fièvre typhoïde, mais aussi chez un garçon atteint de néphrite scarlatineuse avec anasarque. Il survint chez ce jeune malade un état comateux et des convulsions suivies d'hémiplégie droite et d'une aphasie qui dura plus longtemps que l'hémiplégie. C'était là, ajoute Bouchut, un effet de l'œdème cérébral dû à l'hydropisie générale, ce qu'on qualifie à présent d'encéphalopathie brightique.

M. Fraser [1] range au nombre des manifestations nerveuses consécutives à l'albuminurie scarlatineuse divers désordres cérébraux : torpeur, aphasie et parésie musculaire qu'il observa lui-même.

Tous ces cas restaient isolés et plus ou moins nettement rattachés à leur cause véritable quand vinrent s'ajouter successivement ceux de M. le professeur Raymond, celui de MM. Chantemesse et Tenneson, d'autres encore plus nombreux qui portent à plus de 20 le nombre de ces observations que nous classerons selon leur étiologie à la fin de ce chapitre.

L'aphasie urémique se montre ordinairement sous la forme d'aphasie motrice pure, mais on a souvent négligé de soumettre les malades à des épreuves de lecture et d'écriture, et d'autre part quelques-uns d'entre eux ne savaient ni lire ni écrire. Il est probable que l'agraphie complique assez souvent l'aphasie motrice, elle est au moins signalée dans les

1. M. FRASER, *The Practitioner*, juin-juillet 1882.

cédé la première attaque. De même que Jocqs (55) nous avons nous-même observé cette amnésie à la suite de l'éclampsie urémique avec cette différence que dans le cas de Jocqs l'amnésie ne remontait pas au delà de la première attaque d'éclampsie, tandis que chez notre malade la perte de la mémoire s'étendait à toute l'année qui avait précédé les accidents convulsifs [1].

APHASIE.

Néphrites chroniques :

Raymond (5, 9, 1, 11 du mémoire), obs. IV.
Massalongo, 37.
Rendu et Bodin, obs. VI.
Funck-Brentano, V.
Ballet, 54.
Brieger ?
Guyot [2].
Trousseau [3].

Néphrites subaiguës :

Tuberculose :   Lancereaux, 51.
Puerpéralité :   Chantemesse et Tenneson (mémoire I).
           Jocqs, 55. — Dunin, 50.
Grippe :   Grenet, 53. — Dupré, 52.
Rougeole :   Piberet.
Scarlatine :   Monod. — Clarus. — Fraser.
           Finlagson, 49.

---

1. BAILLET, Amnésie post-éclamptique. *Bulletin et mém. de la Soc. obstétric. et gynécologique*, Paris, mars 1894.
2. GUYOT, *Société médicale des hôpitaux*, 688-92, 1891.
3. TROUSSEAU, *Cliniques.*

Obs. XVI (résumée).— *Aphasie et monoplégie urémiques.*— Paul G...,
entre à l'hôpital Trousseau en pleine anasarque consécutive à une scarlatine récente. Face pâle et bouffie, dyspnée, œdème pulmonaire surtout
à droite ; céphalalgie, insomnie, diarrhée, oligurie (150 grammes), sans
albuminurie, fièvre 39°. Les trois jours suivants la dyspnée augmente
et les urines diminuent (100 gr. par jour) : ventouses sèches, lait, di-
gitale et scammonée. Le quatrième jour l'urine augmente subitement
(600 gr.) et l'état du malade s'améliore beaucoup. Le cinquième jour,
1000 grammes d'urine et disparition à peu près complète des accidents.
Le sixième jour vers le soir après avoir gaiement joué et couru dans
la salle le petit malade se sent fatigué, se couche sans avoir uriné et
cesse tout à coup de parler ; il s'endort sans incident et le lendemain
septième jour se réveille complètement aphasique.

A la visite du matin il est assis sur son lit la mine éveillée et intelli-
gente, écoute et comprend les questions qu'on lui adresse mais ne peut
arriver malgré tous ses efforts et en dépit de son impatience à articuler
un seul mot. Il émet quelques sons dépourvus de sens et avec l'intona-
tion de la surprise et de l'agacement.

L'examen détaillé du langage dénote : l'absence d'aphasie sensorielle
(ni cécité ni surdité verbales), et l'existence d'une aphasie motrice,
complète, bien nette, avec un notable degré d'agraphie concomitante.
Le petit malade arrive avec des interruptions et des fautes à écrire très
péniblement des noms et des prénoms mais ne peut écrire ni spontané-
ment, ni en copiant, ni sous la dictée, le nom d'aucun objet ; chaque
tentative d'écrire aboutit à un *ch.* informe suivi d'illisibles caractères.
L'agraphie qui est un peu moins complète que l'aphémie s'accompagne
d'une légère parésie du membre supérieur droit. Cette parésie que manifeste surtout la comparaison de l'énergie contractile des deux biceps
et du serrement des deux mains s'accuse avec plus de netteté encore à
la difficulté qu'éprouve le petit malade à tenir son crayon. La parésie
est nettement monoplégique ; la motricité est entièrement et également
conservée dans les membres inférieurs. Le malade en dehors de ces
accidents paralytiques du langage et du membre supérieur droit n'offre
aucun symptôme. Pas de myosis ; la pupille droite est seulement un
peu plus large que la gauche ; le réflexe irien est normal. Cet état se

Disons enfin que la restitution intégrale de la motilité n'est pas toujours rapidement complète. Quelques auteurs ont en effet constaté une légère diminution dans la puissance musculaire des membres précédemment atteints. Cette diminution est-elle passagère ou durable ? nous ne le savons pas.

Diagnostic.

Le diagnostic des paralysies urémiques est d'une difficulté dont témoignent tous les auteurs qui les ont observées.

A vrai dire cette difficulté réelle, souvent même impossible à surmonter, est spéciale aux paralysies qui surviennent au cours des néphrites chroniques et il n'en est pas de même pour celles qui apparaissent au cours des néphrites subaiguës, notamment de la néphrite scarlatineuse. Pour ces dernières il suffit souvent de savoir qu'elles existent pour les rattacher à leur cause productrice.

Nous allons essayer d'établir les difficultés de ce diagnostic sinon de les résoudre. La rareté de moins en moins grande de ces désordres moteurs depuis qu'on a appris à les connaître et l'intérêt de leur pronostic sont la raison d'être de ce chapitre qui mérite quelque développement.

Paralysies des néphrites chroniques. — Elles sont à la fois les plus graves et les plus difficiles à reconnaître. Les symptômes de l'urémie font défaut ou sont si peu manifestes qu'ils n'éveillent pas, pour un observateur non prévenu de leur existence, l'idée de leur origine rénale. Les observations semblables qui ont été publiées, de même que les nôtres, témoignent de la ressemblance de ces paralysies avec celles qui

ment aussi, l'un en 36 heures, l'autre en trois jours ; celui de Giammattei (44) en trois ou quatre jours. Cependant la durée peut être plus longue : deux semaines (Brash) ; un mois (cécité verbale de Jocqs) et enfin c'est près de deux mois que persista l'aphasie motrice observée par MM. Rendu et Bodin (VI).

Non seulement l'aphasie urémique est transitoire mais elle peut être aussi variable. Chez un même sujet (Ballet) la paraphasie dura 24 heures tandis que la surdité verbale persista quatre jours. Le malade de Lancereaux [1] présenta tous les soirs vers la même heure et pendant de longs mois de l'aphasie à un degré variable : il était incapable d'écrire, la lecture des lettres lui était impossible malgré la netteté de sa vision. Certains jours après un repos suffisant l'aphasie était peu apparente, elle devenait au contraire absolue s'il se fatiguait à écrire et surtout s'il négligeait de faire usage des diurétiques. L'examen du cerveau pratiqué plus tard prouva qu'il s'agissait bien là de désordres indépendants d'une lésion matérielle de l'écorce cérébrale.

Ce double caractère de brièveté et de variabilité s'applique surtout à l'aphasie des néphrites subaiguës qui guérit le plus souvent — toujours dans la scarlatine. — Il s'appliquerait sans doute à l'aphasie des néphrites chroniques si la mort ne limitait leur évolution dans la moitié des cas.

Ne peut-on pas rapprocher de ces désordres du langage certains troubles de la mémoire ? Le malade de Boinet fut atteint pendant deux semaines d'une amnésie correspondant à ses cinq attaques d'urémie et aux deux jours qui ont pré-

1. LANCEREAUX, Troubles nerveux de l'urémie. *Union médicale*, 30 avril 1887 et *Cliniques médicales*, p. 465, 1894.

Certes dans cette dernière hypothèse interviennent d'autres éléments de confirmation : embolies viscérales, existence d'une cardiopathie révélée par l'auscultation et l'examen général du malade ; mais n'avons-nous pas cité une observation (Rendu, obs. VI) dans laquelle le début subit, l'association de l'aphasie et d'une monoplégie brachiale droite, la constatation d'un souffle aortique en avaient pendant quelques jours imposé pour une embolie à un clinicien remarquable, alors que l'évolution des accidents prouva indubitablement leur nature urémique.

En serait-il même autrement si les désordres paralytiques apparaissaient chez un malade atteint depuis longtemps d'une néphrite connue et se manifestant par une insuffisance rénale légère ou des symptômes d'urémie confirmée ?

Dans ce cas où les probabilités seraient favorables à la pathogénie urémique pourrait-on écarter avec quelque certitude l'hypothèse d'une hémorragie ? Hélas non ; il est bien établi qu'une telle lésion du rein s'accompagne souvent de lésions des artères cérébrales, d'élévation de la tension artérielle, et qu'elle détermine une hypertrophie ventriculaire favorisant la rupture des artères du cerveau.

Le ramollissement cérébral par thrombose peut lui-même survenir dans de telles conditions et enfin, comme pour compliquer encore un problème si difficile à résoudre, plusieurs observations de M. le professeur Raymond nous ont prouvé qu'une ancienne lésion du cerveau, cicatrisée, n'ayant laissé nulle trace apparente, peut se renouveler sous sa forme clinique première, sans qu'on puisse incriminer une modification quelconque de ce foyer, cette nouvelle paralysie étant liée directement à l'imperméabilité du rein (Voir les expériences de M. le professeur Raymond).

Scarlatine : Giammattei, VII.
               Dupré, XVI.
               Brash (page 59).
               Jackson ?

Pronostic.

De l'ensemble des observations que nous avons examinées il résulte que l'apparition d'une paralysie urémique comporte un pronostic grave. La mort survient dans les 3/5 des cas dans un délai de quelques heures à quelques jours.

Elle est particulièrement fréquente dans la forme hémiplégique qui succède à un ictus apoplectique tandis qu'elle ne suit que dans la moitié des cas l'établissement de la monoplégie et de la paralysie faciale isolées ou associées.

D'une manière générale les paralysies des néphrites chroniques fournissent une plus grande mortalité que les paralysies des néphrites subaiguës. Celles de la scarlatine notamment se terminent favorablement dans la majorité des cas.

Il en est de même de l'aphasie. Grave quand elle accompagne l'hémiplégie totale, d'un pronostic plus favorable quand elle s'associe à une paralysie partielle, elle n'est jamais suivie de terminaison mortelle si elle s'ajoute aux désordres paralytiques de la scarlatine ou survient indépendamment de troubles de la motilité.

Outre ces constatations d'un ordre général il nous paraît que l'on doit demander à la déviation conjuguée de la face et des yeux, plus qu'à l'état des urines, la véritable indication pronostique. Dans les treize observations qui signalent cette déviation conjuguée la mort est notée onze fois.

les plus accentués de la néphrite conjonctive d'origine artérielle. L'hémiplégie gauche transitoire s'expliquait par un foyer hémorragique
enkysté qui avait comprimé le faisceau pyramidal et détruit la capsule
externe et le noyau lenticulaire. L'hémisphère gauche était le siège
d'un second foyer qui avait fait irruption dans les ventricules et causé
la série des accidents ultimes.

Il nous faudrait pour être complet parler encore des paralysies toxiques ou infectieuses transitoires et dire un mot des
paralysies fugaces qui apparaissent au cours des maladies
cérébro-spinales. Malgré que la connaissance de la maladie
causale soit d'un grand secours pour leur diagnostic il peut
être embarrassant de se prononcer quand le rein élimine insuffisamment les déchets de l'organisme et que l'urine est albumineuse.

Cet organe est souvent atteint dans ces diverses maladies
notamment dans l'intoxication par le plomb et la difficulté
peut être extrême d'établir le rôle toxique du poison minéral
ou des divers poisons retenus dans l'organisme par le défaut
de perméabilité du rein, d'autant plus que les saturnins sont
sujets à l'hémorragie cérébrale.

Il est donc réel que le diagnostic de ces paralysies urémiques ne peut, dans la majorité des cas, qu'être soupçonné ;
seules l'évolution ordinairement rapide, la marche irrégulière,
l'absence de lésions dégénératives peuvent confirmer, en général, l'absence de lésions organiques et donner leur appui à
l'hypothèse d'un désordre moteur d'origine rénale quand le
sujet n'aura été soumis à aucune intoxication exogène et à
aucune maladie infectieuse.

Dans tous les cas où une paralysie quelconque, totale ou
partielle, motrice ou sensorielle, apparaîtra chez un individu

traduisent une lésion cérébrale en foyer. Il en résulte que si les accidents débutent par un ictus apoplectique avec résolution des membres prédominant d'un côté, paralysie faciale, déviation conjuguée, troubles de la sensibilité, myosis, perte ou diminution des réflexes, paralysie des réservoirs, la confusion d'un tel syndrome avec celui de l'hémorragie cérébrale est inévitable. Aucun signe ne permettrait d'établir avec quelque certitude un diagnostic différentiel : l'albumine pouvant exister dans l'hémorragie cérébrale, l'élévation de la température rare du reste ne différant pas sensiblement de celle qu'on observe quelquefois après l'hémorragie. Les convulsions elles-mêmes ainsi que les contractures précoces ressemblent à celles que déterminent l'hémorragie corticale et l'inondation ventriculaire.

Seul, et malgré qu'il puisse être noté dans l'hémorragie cérébrale, le rythme respiratoire de Cheyne-Stokes pourrait témoigner en faveur de l'intoxication urémique. En fait il a permis à M. Rendu de faire un tel diagnostic.

L'abaissement de la température signalé par Bourneville dans la phase initiale de l'hémorragie cérébrale pourrait également fournir un élément différentiel s'il n'était d'une part inconstant, et d'autre part souvent difficile à contrôler en raison de sa faible durée.

Les mêmes difficultés surgissent quand les troubles moteurs se manifestent sous la forme d'une monoplégie isolée ou associée à l'aphasie, d'une paralysie brachio-crurale.

Comment ne pas penser, surtout si les convulsions coexistent, à une hémorragie méningée, à un ramollissement par thrombose et même quand le début est subit à une embolie cérébrale.

de la scarlatine, de distraire les paralysies des autres phénomènes concomitants ou qui les ont précédées.

Dans les conditions ordinaires d'ailleurs l'âge du sujet fait
écarter l'hypothèse d'une lésion cérébrale qui constituait tout
à l'heure la plus grande difficulté du diagnostic.

La possibilité d'une hémorragie cérébrale au cours des
convulsions (ou d'une embolie d'origine cardiaque) apporte
une moindre valeur au diagnostic pathogénique des paralysies éclamptiques et il est certain que dans bien des cas de
telles paralysies ont été attribuées à une rupture artérielle.
L'erreur inverse est possible et doit être évitée.

Les paralysies des tuberculeux atteints de néphrite diffuse
prêtent elles-mêmes à confusion. La tuberculose méningée
peut apparaître chez ces malades et provoquer, par la localisation des tubercules ou des granulations, des convulsions
répétées ou une paralysie avec aphasie qu'on peut confondre
avec une manifestation de l'urémie (Dunin, *Berlin. klin.
Wochenschr.*, 134, 136, 1889).

D'autres fois au contraire on soupçonne (obs. I mémoire
Chantemesse et Tenneson) une méningite tuberculeuse secondaire alors que l'autopsie faite avec le plus grand soin démontre l'absence des lésions soupçonnées pendant la vie et
l'existence de lésions rénales capables seules d'expliquer les
accidents.

Nous avons nous-même observé dans le service de notre
maître M. le Dr Moizard un jeune garçon qui, peu de jours
après la disparition d'une pleurésie séro-fibrineuse, fut pris
de convulsions répétées, généralisées ou localisées, et mourut dans le coma après avoir présenté tous les signes habituels d'une méningite tuberculeuse dont il n'existait nulle

Il importerait également de distinguer les paralysies urémiques de celles des syphilitiques atteints de lésions rénales.
Dans ce cas les convulsions ou la paralysie pourraient être
attribuées à une syphilis cérébrale qui n'existe pas (Obs. V
du mémoire Chantemesse et Tenneson), ou au contraire à la
néphrite alors qu'une hémorragie cérébrale favorisée par la
lésion rénale, une gomme... etc., produiraient réellement
tous les accidents.

L'observation suivante de Lancereaux nous montre la
complexité d'un tel problème par la coexistence d'une double
hémorragie cérébrale chez une femme syphilitique atteinte
de néphrite artérielle très avancée.

Obs. XVII. — Une femme de 30 ans, admise une première fois dans
notre service pour une hémiplégie gauche précédée d'une céphalée intense et d'attaques convulsives, fut considérée par nous comme atteinte
d'une lésion circonscrite de la périphérie de l'encéphale, vraisembla-
blement d'une gomme des méninges. Après trois semaines de traitement
spécifique cette malade quittait le service en conservant un peu de faiblesse dans les membres gauches. Huit jours plus tard, elle était de
nouveau frappée d'apoplexie et ramenée à l'hôpital. Ecume aux lèvres,
convulsions, puis coma profond avec hémiplégie et hémianesthésie du
côté droit, déviation conjuguée de la tête et des yeux à droite. Respiration stertoreuse, irrégulière, température 39°. Bruit de galop et albuminurie abondante.

Le retour des accidents alors que la malade nous semblait presque
complètement guérie, la persistance du coma, l'albuminurie et le bruit
de galop cardiaque modifièrent notre premier diagnostic. Il nous parut
qu'il s'agissait d'urémie, mais peut-être aussi, en même temps, d'une
hémorragie cérébrale. L'autopsie vint confirmer ce diagnostic. Malgré le jeune âge de la malade le système artériel était pris dans sa plus
grande étendue et le cœur notablement hypertrophié, les reins petits,
granuleux et fortement sclérosés offraient histologiquement les traits

DEUXIÈME PARTIE

Pathogénie.

Les accidents consécutifs à la rétention des substances éliminées normalement par le rein sont connus depuis longtemps.

Hippocrate écrivait dans ses prorrhétiques que la céphalalgie et le spasme accompagnent la rétention de l'urine. Il n'ignorait pas que la diminution de la sécrétion urinaire est une cause d'hydropisie.

Sans remonter si loin il est certain que Morgagni connaissait les relations qui unissent l'œdème cérébral aux lésions du rein : *minus propterea* serum inutile *e sanguine eliminatur ita hoc redundare in cerebrum potest*. Il se demandait même si la nature de certaines manifestations apoplectiformes ne serait pas due aux qualités nuisibles du liquide qui constitue l'œdème [1].

Dès lors le rôle de l'œdème cérébral, de l'apoplexie séreuse, comme on disait, est considérable et Monneret écrit dans le compendium de médecine que « toutes les apoplexies séreuses dont le début a été instantané et la marche rapide ont été prises pour des hémorragies ».

Plus près de nous enfin, Frerichs note l'absence fréquente

---

1. MORGAGNI, « Apoplexia quæ hominem sustulit... oriri potuit ab illo, pauco quidem sed salso ».

atteint de néphrite, on devra donc, surtout quand le coma ou des convulsions l'accompagnent, émettre l'hypothèse d'une paralysie urémique. Quelles que soient la complexité et les causes d'erreur d'un pareil diagnostic il doit être tenté à l'aide d'un ensemble de constatations qui lui apporteront dans bien des cas un notable degré de probabilité : la rareté des urines et leur faible teneur en matières extractives, la présence de l'albumine, la dyspnée toxique, le bruit de galop, l'existence antérieure de désordres convulsifs ou moteurs fugaces [1] du même côté et surtout du côté opposé, le rythme respiratoire de Cheyne-Stokes serviront de base à ce diagnostic.

Dans tous les cas où on l'a pratiqué l'examen du sang a fourni la preuve de l'accumulation de l'urée dans l'économie. Il serait non moins intéressant de déterminer la valeur toxique du sérum et de la sérosité des œdèmes parallèlement à la diminution de la toxicité urinaire. On trouverait dans cette étude un nouvel élément important de diagnostic différentiel qui ne saurait cependant avoir une valeur absolue en raison de la coïncidence fréquente de la néphrite chronique et des lésions cérébrales.

Paralysies des néphrites subaiguës. — On a vu dans notre description clinique combien ces paralysies diffèrent des précédentes.

Ce serait nous répéter inutilement qu'y insister à nouveau. Qu'il nous suffise donc de rappeler que l'ensemble des manifestations ne permet pas, notamment dans la convalescence

---

1. Des troubles moteurs semblables antérieurs sont notés dans plusieurs observations (II et III du mém. Chantemesse et Tenneson ; Baillet, obs. III). Dans un de ces cas (Chantemesse et Tenneson) l'autopsie, pratiquée après la dernière hémiplégie, en prouvant l'intégrité de l'encéphale paraît démontrer la commune origine de ces paralysies.

La théorie de l'œdème cérébral résista cependant à cette rude attaque. D'ailleurs Carpentier publiait cinq ans après la première observation précise d'hémiplégie urémique, et constatait à l'autopsie un œdème cérébral prédominant très nettement sur l'hémisphère opposé. Il rappelait en quelques lignes, la fréquence de l'œdème localisé, asymétrique, dans les différentes parties du corps : telles que le poumon, la face, etc. pendant l'évolution de la « néphrite parenchymateuse » et sa localisation exceptionnelle, mais certaine (Bamberger, Morgagni, Colberg), dans l'encéphale.

Paetsh[1] adopte cette théorie pour expliquer deux cas d'urémie accompagnés d'accidents convulsifs qui furent suivis d'une hémiplégie droite et d'un état comateux.

De même que Carpentier, Paetsch, Leichstenstern et Jackel[2] ensuite avaient attribué aux paralysies urémiques une origine mécanique, M. le professeur Raymond dans son important mémoire et dans la thèse de son élève Bernard, MM. Chantemesse et Tenneson peu de temps après, firent de la présence de l'œdème cérébral une condition nécessaire à la production de ces paralysies. « La seule lésion constante qui puisse être invoquée dans une interprétation pathogénique c'est l'œdème de la substance cérébrale, œdème toujours associé à un peu d'hydrocéphalie ventriculaire » (Raymond). MM. Chantemesse et Tenneson tiennent le même langage : « Pour expliquer les symptômes en foyer, hémiplégie ou épilepsie partielle, il faut une lésion ou un trouble fonctionnel d'un territoire cérébral. Ce trouble ne peut être mis que sur le compte d'une modification circulatoire dont témoignent

1. PAETSCH, *Zeitschr. für klin. Med,*, 1881.
2. JACKEL, Berlin, 1884.

trace à l'autopsie. La légère congestion veineuse des méninges ne pouvait suffire à expliquer les phénomènes convulsifs et il nous a paru que les accidents étaient dus à une intoxication complexe dont les reins étaient en partie responsables. L'examen macroscopique de ces organes ne révélait, il est vrai, aucune lésion appréciable, mais l'albumine avait apparu dans les urines et celles-ci avaient diminué de volume avant l'éclosion des convulsions.

Faire le diagnostic de la paralysie urémique c'est faire en même temps celui de l'aphasie. Quand l'aphasie existe sous la forme motrice ou sous la forme sensorielle, indépendamment de tout désordre moteur des membres et de la face, elle sera rattachée à sa véritable origine par l'examen des urines d'une part et l'examen éliminatoire successif de toutes les autres causes qui la produisent, lésions organiques du cerveau, migraine ophtalmique, maladies infectieuses au nombre desquelles nous citons en première ligne la pneumonie, la fièvre typhoïde et la variole, intoxications exogènes (tabac, santonine), intoxications endogènes (goutte, diabète) et enfin l'hystérie dont l'aphasie le plus souvent motrice s'accompagne ordinairement d'aphonie.

Traitement.

Nous n'avons rien à dire du traitement des paralysies urémiques, c'est celui de l'urémie en général. Notons seulement qu'une saignée généreuse nous paraît indiquée d'emblée avant l'administration des *diurétiques* et du régime lacté.

Presque en même temps Florand et Canniot constataient une imbibition de la substance cérébrale, seule capable d'expliquer l'hémiplégie survenue dix jours avant la mort chez un vieillard (Obs. 26).

Tous ces faits semblaient confirmer définitivement la théorie pathogénique de l'œdème cérébral quand Lancereaux d'abord et Chauffard ensuite soutinrent à l'aide d'observations cliniques et de constatations nécropsiques précises la simple contingence de l'œdème et des paralysies. Ils n'avaient trouvé ni l'œdème cérébral ni la lésion des artères.

A vrai dire, il ne s'agissait pas dans la publication de Chauffard de paralysie mais bien d'épilepsie partielle ; cependant les convulsions et les paralysies n'étant que les deux termes d'une exaltation ou d'une dépression nerveuse centrale de commune origine l'examen nécroscopique conservait toute sa valeur. La thèse de Level contient un nouveau cas d'hémiplégie urémique sans œdème ni lésion encéphalique d'aucune sorte. Level résume tous les arguments que les partisans de l'intoxication opposent à la théorie mécanique : la diffusion habituelle de l'œdème qui s'accorde mal avec la limitation du trouble moteur, la différence d'action inexplicable de l'œdème suivant qu'il est d'origine urémique ou d'origine cardiaque. Il est en effet constatable à l'autopsie de beaucoup d'individus qui n'ont présenté durant leur vie, aucune trace de paralysie, notamment les cardiaques asystoliques qui sont en outre souvent atteints d'athérome de la base de l'encéphale. Ne devrait-on pas, comme l'a dit Chauffard, étendre la pathogénie mécanique aux paralysies sensitives et sensorielles de l'urémie et dans ce cas l'amaurose urémique qui est un phénomène si fréquent et si transitoire ne devrait-

d'hydropisie chez les brightiques atteints de troubles nerveux et pense que l'œdème, de même qu'il n'envahit souvent que des régions très limitées du corps, peut se localiser dans le système nerveux.

Cette théorie déjà ancienne Traube la reprend un peu plus tard, la développe, et fait de l'hydrémie cérébrale, ainsi que de l'anémie qui en résulte, un procédé pathogénique univoque déterminant toutes les manifestations nerveuses de l'urémie.

A cette interprétation corroborée par Jaccoud, Rosenstein, etc., Charcot présentait dès 1875 de graves objections. A propos des attaques apoplectiformes et épileptiformes observées au cours des affections cérébro-spinales il écrivait : « Il s'agit d'altérations permanentes, à évolution lentement progressive, elles ne sauraient par conséquent, sans le secours d'autres lésions, expliquer le développement des accidents qui se produisent le plus souvent brusquement et peuvent disparaître sans laisser de trace.

Maintes fois j'ai eu l'occasion de voir succomber à la suite d'attaques apoplectiformes et épileptiformes des sujets atteints depuis longtemps d'hémiplégie par ramollissement ou hémorragie intra-céphalique. Or, en pareil cas, quelque attention que j'aie apportée à l'autopsie, il m'a toujours été impossible de découvrir, soit dans les centres nerveux, soit dans les artères, une lésion récente congestive, œdémateuse ou autre, pouvant expliquer les symptômes graves qui avaient marqué la terminaison fatale. Je crois en somme que dans l'état actuel de la science, l'absence de lésions propres est, anatomiquement parlant, un trait commun à ces attaques, quelle que soit la forme qu'elles affectent et la maladie à laquelle elles se rattachent. »

La première comprenant 29 cas dans lesquels il n'existait aucune lésion en foyer.

La deuxième comprend 4 cas où il existait une lésion en foyer [1].

1re Série.— Paralysies sans lésions macroscopiques. — Après la lésion *constante* du rein la constatation la plus fréquente est celle de l'œdème cérébral qui est notée 20 fois. Exceptionnellement limité ou prédominant sur une moitié du cerveau (Carpentier, 18, 34), cet œdème ordinairement diffus est infiltré dans la substance cérébrale et sourd à la surface de section. Il peut être abondant et certaines relations nécropsiques le qualifient de considérable ; il existe alors une dilatation ventriculaire appréciable. L'évaluation quantitative de cette sérosité, est inscrite dans la seule observation de Dreyfus-Brissac qui l'évalue à 100 ou 150 grammes.

L'hydropisie sous-arachnoïdienne (mémoire Chantemesse et Tenneson, 6), ou l'infiltration des mailles de la pie-mère peuvent remplacer l'œdème de la substance cérébrale.

Mais dans la grande majorité des cas le liquide séro-citrin s'écoule à l'incision de la dure-mère ; il infiltre la pie-mère aussi bien que la substance des hémisphères.

Souvent l'œdème s'accompagne d'anémie cérébrale si marquée dans un cas que Paesth (20) la qualifie d'étonnante ; toutefois cette anémie peut se montrer en l'absence de tout œdème et de toute lésion des vaisseaux (Lancereaux).

L'infiltration œdémateuse fait défaut dans les autres cas et dans nos propres autopsies nous ne l'avons pas trouvée.

1. Ne figurent dans cette série, ni la paralysie faciale de Brunet pour les raisons indiquées, page 38, ni l'observation de Dunin dans laquelle les granulations tuberculeuses de la convexité du cerveau, expliquent les convulsions et la paralysie, contrairement à l'avis de l'auteur qui les attribue à l'urémie.

la congestion, l'œdème et l'épanchement sous-arachnoïdien et ventriculaire. » Une seule différence sépare ces auteurs ; les malades du professeur Raymond — des vieillards, — présentaient, outre l'œdème, de l'athérome des artères cérébrales qui déterminait des troubles circulatoires et la localisation des désordres paralytiques. Dans deux cas la localisation semblait dépendre d'anciennes lésions en foyer cicatrisées depuis longtemps et remises en évidence par l'œdème. Sans nier la valeur d'une altération préalable des vaisseaux, MM. Chantemesse et Tenneson font remarquer que trois de leurs malades âgés de moins de 35 ans n'en présentaient nulle trace et qu'en l'absence de ces lésions des modifications partielles de la circulation pouvaient déterminer la congestion ou l'œdème, modifications analogues du reste à celles qui produisent l'œdème isolé des paupières, les foyers errants de congestion pulmonaire. Pour eux, toute la pathogénie des paralysies urémiques est due à cet œdème : « Les signes de l'intoxication manquent ou sont très atténués, ceux d'une lésion mécanique sont évidents. »

La température élevée de leurs malades, la localisation des paralysies, parfois l'absence du coma, tout cela leur semble contraire aux effets habituels des substances toxiques de l'urine.

L'année suivante, en 1886, Dewèvre publiait une observation (25) relative à un jeune soldat atteint trois ans auparavant d'une grave néphrite scarlatineuse guérie en apparence. Un œdème localisé au dos de la main dura 24 heures, précurseur d'une brusque hémiplégie incomplète qui disparut en moins de quatre jours. Dewèvre attribua cette paralysie à un œdème cérébral fugace et localisé comme celui de la main.

interne est respectée. Pas de dégénérescence secondaire. Cette lésion, qui a déterminé autrefois une légère attaque d'hémiplégie gauche qui disparut sans laisser de trace, n'ayant subi aucune modification récente était incapable de provoquer à elle seule l'hémiplégie gauche qui survint deux jours avant la mort.

Raymond (X du mémoire). — Sur l'hémisphère gauche on trouve la trace d'un foyer de ramollissement ancien siégeant à la partie moyenne de la circonvolution pariétale supérieure et atteignant la partie postéro-supérieure du lobule du pli courbe. Hémiplégie droite.

Le siège des mouvements des membres et de la face est en avant de la circonvolution pariétale supérieure et la lésion corticale de cette dernière circonvolution ne peut déterminer aucun désordre de la motilité.

Baillet (Obs. X). — Pas d'œdème, pas d'athérome, pas de foyer d'hémorragie. Rien à signaler sauf une petite plaque de ramollissement jaune de la pointe du lobe occipital.

Dans tous ces cas la paralysie qui précéda la mort ne trouve pas son explication anatomique dans les lésions observées à l'autopsie. Comme dans la première série les désordres moteurs doivent donc être rapportés à la seule lésion qui ne fait jamais défaut : la lésion du rein.

Qualifiée dans la plupart des cas de néphrite interstitielle, quelquefois de néphrite mixte, parenchymateuse, de néphrite ascendante par compression des uretères (utérus gravide, Chantemesse et Tenneson, obs. I de leur mémoire, cancer de l'utérus, Level 30) ou de néphrite sans épithète, la lésion rénale est donc fondamentale et rassemble les cas en apparence les plus dissemblables. Elle est d'ailleurs indis-

elle pas suivant la remarque de Litten coïncider avec une tuméfaction œdémateuse de la papille trahissant l'augmentation de la pression intra-crânienne ? Tels étaient en 1888 les arguments présentés en faveur de l'une ou l'autre théorie. Depuis lors les faits se sont accumulés apportant tour à tour leur confirmation à l'une et à l'autre interprétation pathogénique.

L'examen d'un plus grand nombre de faits nous permettra-t-il de déterminer une pathogénie univoque ou complexe ?

D'autre part, de nombreux exemples de paralysies transitoires (hémiplégie, aphasie) ont été décrits, soit au cours des maladies infectieuses, soit au cours d'intoxications de sources très diverses, diabète, goutte, saturnisme, hydrargyrisme, sulfure de carbone, tabac, etc. , ces paralysies ne peuvent-elles jeter quelque lumière sur les paralysies urémiques auxquelles les unissent quelques ressemblances ?

Pour être complet nous examinerons dans l'ordre suivant :

A. Les observations de paralysies urémiques confirmées par l'autopsie ;

B. Les faits expérimentaux.

Anatomie pathologique.

A. — Paralysies urémiques confirmées par l'autopsie.

Pratiquée 35 fois sur 39 cas mortels, l'autopsie a permis de contrôler le diagnostic clinique, et d'attribuer les paralysies à la lésion rénale. Les résultats nécroscopiques divisent ces observations en deux séries :

pas surtout chez la première malade d'un « rétrécissement mitral des artério-scléreux » auquel cas les paralysies toxiques ne diffèrent pas de celles que nous étudions ou bien de phénomènes hystériques : on sait que le rétrécissement mitral congénital est souvent associé à des symptômes hystériques (Giraudeau).

Dans les affections valvulaires, M. le Dr Huchard n'a du reste jamais observé de désordres paralytiques sans lésions cérébrales (cerveau cardiaque, *Bulletin médical*, 4 et 8 mars 1891).

Cet œdème exercerait-il une action chimique ? les examens de ce liquide n'ont guère été pratiqués et Carpentier se borne à lui reconnaître une réaction neutre ou acide. Une seule fois l'analyse complète en fut faite par Yvon (Raymond, obs. X du mémoire).

En voici les résultats :

Couleur : légèrement rosée ;

Aspect : louche ;

Densité : 1012 ;

Dépôt : rouge vif (hématies) ;

Réaction : nulle au moment de l'examen.

Ce liquide contient par litre :

Matériaux organiques	11 gr. 66
Matériaux minéraux.	10 gr. 87
Total des substances fixes	25 gr. 53
Albumine coagulable	5 gr.
Urée.	1 gr. 50
Glycose	0 gr. 0

Les sels minéraux sont des phosphates et des chlorures alcalins.

Nous ne devons pas passer sous silence les lésions d'athéromasie cérébrale fréquemment observées par M. le professeur Raymond sur ses vieillards atteints de néphrite interstitielle. L'importance exceptionnelle qu'il leur attribue se trouve cependant diminuée par l'égale fréquence de leur absence dans les cas mêmes où les reins présentent d'identiques lésions. Il n'existe d'ailleurs aucune relation constante entre l'athérome des artères cérébrales et l'œdème, nous les avons trouvés aussi souvent isolés que réunis.

2ᵉ Série. — **Paralysies avec lésions macroscopiques.** — Comme dans la série précédente la lésion rénale est *constante* et l'œdème fréquent.

A l'incision de la dure-mère il s'écoule un verre de sérosité, l'encéphale est œdématié et tendu, les ventricules sont remplis de liquide (Allemand, obs. 48).

Les deux observations de M. le professeur Raymond signalent aussi la présence du liquide séreux méningé ; en outre l'œdème cérébral est très prononcé, la substance des hémisphères est poisseuse, œdématiée (obs. V, X, du mémoire). Dans les deux, les artères sont athéromateuses.

Dans notre observation X enfin l'œdème manque aussi bien que l'athérome. Outre ces constatations nous notons :

Allemand. — Sur la première temporale gauche, au commencement et sur la lèvre inférieure de la scissure de Sylvius, une plaque de ramollissement jaune qui occupe la couche grise corticale. Cette lésion corticale gauche ne peut évidemment expliquer l'apparition de l'hémiplégie gauche.

Raymond (V du mémoire). — Cicatrice d'un ancien foyer hémorragique de la grosseur d'une lentille, situé à la partie supérieure et interne du noyau lenticulaire droit. La capsule

l'existence de cette sécrétion et son influence sur la disparition de la respiration périodique de Cheyne-Stokes déterminée chez le chien par une double néphrectomie.

B. — Etude expérimentale.

Les expériences instituées par M. le professeur Raymond
et le Dr Arthaud ont eu pour but de contrôler cette hypothèse
que les paralysies localisées de l'urémie sont provoquées par
des modifications vasculaires locales. De ces modifications
vasculaires résulterait une anémie cérébrale qui s'ajoutant à l'anémie préexistante, dont M. Cuffer a montré l'existence chez les vieux brightiques, déterminerait dans les
membres correspondants le désordre paralytique.

Les deux premières exécutées sur le lapin adulte peuvent
être ainsi résumées : Excision du ganglion cervical supérieur
d'un seul côté. Ligature des deux hiles du rein cinq jours
après quand les vaisseaux de l'oreille, d'abord dilatés, ont
repris leurs mouvements rythmiques.

Des convulsions limitées à la moitié du corps opposée au
ganglion excisé apparaissent quatre jours plus tard, durent
de quelques minutes à une heure et les lapins meurent dans
le coma. Le résultat de l'autopsie est le suivant :

1er *lapin*. — On trouve une quantité assez notable de liquide dans les ventricules et peut-être un peu d'œdème, mais
très léger, et en tout cas s'étendant uniformément aux deux
hémisphères. La circulation ne présente rien de particulier
et on ne trouve ni congestion ni anémie bien nette.

2e *lapin*. — Le cerveau et ses membranes n'offrent rien
de particulier. A peine un léger degré de décoloration et
d'anémie. Un peu de liquide dans les ventricules. Comme le

cutée non plus que les rapports de cause à effet qui l'unissent aux troubles moteurs.

Mais comment agit-elle ?

A ne considérer que les relations d'autopsie il paraît impossible de mettre en doute l'importance de l'œdème. C'est un phénomène contingent puisqu'il peut manquer ; n'importe il existe dans les 2/3 des cas et serait assurément plus fréquemment constaté si les paralysies des néphrites subaiguës étaient souvent suivies de mort. Il nous paraît donc difficile de leur refuser un rôle quelconque qu'il reste à déterminer.

Ce ne peut être un rôle purement mécanique : l'œdème cérébral des cardiaques valvulaires asystoliques si fréquemment observé ne produit pas de troubles moteurs. Il est vrai que récemment MM. Achard et L. Lévi ont publié [1] deux cas de paralysies transitoires de la face et des membres chez des cardiaques, indépendantes d'une grosse lésion cérébrale ; mais ces auteurs mettent les phénomènes paralytiques sous la dépendance de troubles circulatoires et de troubles toxiques d'origine hépatique. Il s'agissait de deux femmes cardiopathes âgées l'une de 64 ans, l'autre de 35 ans ; la première en crise d'asystolie, la seconde à la période de compensation. Celle-là avait un gros foie et celle-ci un foie ne débordant pas les fausses côtes, sans albumine ni urobiline dans les urines. S'il ne s'agit pas là, — comme MM. Achard et L. Lévi l'ont judicieusement remarqué — de paralysies d'origine cardiaque par embolies microscopiques dans le cours de l'endocardite végétante, on est en droit de se demander avec notre maître M. le Dr Huchard s'il ne s'agissait

1. *Société médicale des hôpitaux*, 8 octobre 1897.

Nature des paralysies urémiques.

Les paralysies urémiques surviennent à une période avancée de la néphrite chronique, les examens anatomiques en
fournissent la preuve. Indépendamment de ces constatations
nécropsiques l'histoire des malades démontre que les premiers
phénomènes témoins de l'insuffisance rénale, parfois insoup-
çonnés en raison de leur faible intensité ou de l'ignorance de
leur véritable origine, existent pendant des mois ou des années
avant l'éclosion des désordres paralytiques. Leur développement graduel et lent traduit la chronicité de la lésion rénale
à laquelle on doit attribuer la tolérance de l'organisme et le
défaut des symptômes alarmants de l'urémie confirmée.

Quand au contraire l'évolution de la néphrite est subaiguë
(scarlatine, puerpéralité) les symptômes habituels de l'urémie éclatent, précédant le plus souvent la paralysie et indi-
quant son origine.

Qu'elle survienne insidieusement ou rapidement, l'intoxication, latente ou manifeste, est dans les deux cas certaine.
Elle seule est responsable des manifestations banales ou rares
de l'urémie dont la marche est d'ailleurs parallèle à l'insuffisance ou au rétablissement de la fonction rénale.

Cependant le malade qui fait l'objet de notre observation X
fait, au moins en apparence, exception à cette règle. Il fut
atteint de paralysie faciale alors que sous l'influence du régime
lacté et de la théobromine l'urine atteignait un taux élevé.
Peut-être faut-il attribuer à la reprise de l'alimentation carnée

Traces insignifiantes de sulfates alcalins et de chaux.

L'examen microscopique ne montre que des hématies abondantes et quelques globules gras.

Ce liquide recueilli dans les ventricules et retiré par expression de la substance cérébrale ne diffère pas sensiblement du liquide céphalo-rachidien normal. Contrairement aux prévisions il ne renferme pas une trop grande proportion d'urée et il n'est pas possible de lui attribuer d'après cette analyse un rôle quelconque.

Dans aucune observation il n'est fait mention de la toxicité expérimentale de cette sérosité, mais nous savons que le rein des brightiques est difficilement perméable aux poisons et que dans des conditions déterminées il est plus dangereux d'injecter de l'eau que de l'urine d'un néphritique scléreux.

Les principes nocifs demeurent accumulés dans l'économie ; aussi le sérum acquiert-il un pouvoir d'empoisonnement relativement élevé (Charrin). Cette toxicité du sérum diminue à mesure que l'urine devient plus abondante et plus offensive.

Retenons donc que le liquide de l'œdème cérébral contient au même titre que le sérum des poisons nombreux dont M. le professeur Bouchard et ses élèves ont établi la nocivité et le rôle complexe dans la production des phénomènes urémiques, et qu'il se comporte vis-à-vis des cellules cérébrales comme le sang lui-même.

Faut-il ajouter à l'action de ces poisons multiples celle d'une sécrétion rénale analogue à la sécrétion interne des glandes vasculaires ? (Brown Séquard). Des expériences faites dans cette voic à l'aide de liquide rénal filtré et préparé par l'appareil d'Arsonval ou de sang veineux [1] semblent établir

1. Meyer, *Archiv. de physiologie normale et pathologique*, p. 760, 765, 1893.

(Leudet, Marchal de Calvi, Andral) et diffèrent complètement des troubles nerveux permanents dus à une lésion cérébrale [1]. Elles ont été attribuées à une intoxication par les acides gras, par l'acétone (Charrin) etc., déterminant des altérations vasculaires (Charcot, *Paraplégies diabétiques*).

Les paralysies passagères des maladies infectieuses (Macario [2], Lépine [3]) rencontrées dans la fièvre typhoïde (Schneider [4], Garlick [5], Landouzy, Murchison), dans la rougeole (Schwarz), l'aphasie transitoire de la variole (Hanot, Brouardel), de l'accès palustre (Grasset), ont pour type les paralysies transitoires de la pneumonie étudiées dans plusieurs thèses dont la plus récente est celle de Boulloche [6].

Cet auteur après avoir discuté différentes théories pathogéniques en arrive à conclure qu'un certain nombre au moins de ces paralysies pneumoniques sont de nature hystérique. Il cite deux observations (Desterne, Charcot) dans lesquelles la pneumonie détermina au cours de la convalescence des accidents hystériques parfaitement caractérisés. De pareils faits ne sont pas rares à la suite de la fièvre typhoïde, de la scarlatine (Guinon) [7].

Par leur origine toxique, par leur subite apparition, leur courte durée, par la coexistence si fréquente des troubles de la sensibilité et surtout par l'absence de lésions macroscopiques, certaines paralysies urémiques ressemblent singulièrement à ces paralysies hystériques, toxiques ou infectieuses.

1. DROUINEAU, Hémiplégies diabétiques. *Gaz. des hôpitaux*, 17 avril 1897.
2. MACARIO, *Gaz. médicale*, Paris, 1857 et 1858.
3. LÉPINE, *De l'hémiplégie pneumonique*, Th. Paris, 1870.
4. SCHNEIDER, *Paralys. consécut. aux maladies aiguës*, Th. Paris, 1877.
5. GARLICK, in thèse HULSMEYER, Wurtzbourg, 1885.
6. BOULLOCHE, *Des paralysies pneumoniques*, Th. Paris, 1892.
7. GUINON, *Des agents provocateurs de l'hystérie*, Th. Paris, 1889.

dit M. Raymond, il ne saurait y avoir analogie plus grande, à part le phénomène apoplectique du début et l'absence de paralysie, entre l'expérimentation et la clinique. Pas de différence appréciable entre les deux hémisphères après la mort et pendant la vie phénomènes paralytiques ou convulsifs limités à un seul côté. L'auteur ajoute : « en opérant la suppression de la sécrétion rénale à un moment où les vaisseaux commencent à reprendre leur tonicité, mais sont encore sous l'influence des lésions consécutives à la section vaso-motrice, il est certain que s'il vient se surajouter une cause dyscrasique générale à la moins grande résistance des vaisseaux d'un hémisphère, l'œdème sera plus prononcé d'un côté, la gêne circulatoire y sera plus apparente et cet hémisphère ressentira le premier les effets de l'intoxication urémique.

Cette interprétation nous paraît exacte à la condition de supprimer : « l'œdème sera plus prononcé d'un côté », — la dyssymétrie de l'œdème ayant fait défaut, — et d'y ajouter que l'intoxication a fait sentir ses effets principalement sur le domaine irrigué par les vaisseaux lésés à la suite de l'arrachement du ganglion cervical supérieur. C'est là l'explication la plus nette de la localisation des phénomènes convulsifs ou paralytiques de l'empoisonnement urémique.

Les deux autres expériences destinées à démontrer le rôle des troubles de la circulation cérébrale dans la réapparition des vieilles paralysies d'origine corticale sont moins concluantes. En raison de l'absence de lésions expérimentales du rein et de rétention de produits toxiques elles ne peuvent s'appliquer aux observations de paralysies avec lésions en foyer que nous avons citées [1].

1. Nous publierons ultérieurement les expériences encore incomplètes que nous avons entreprises nous-même sur cette question.

Cette action est analogue à celle d'autres poisons. L'oxyde de carbone, notamment, ne peut-il pas produire des névrites périphériques, des altérations du cerveau anatomiquement démontrées aussi bien que des troubles de la motilité de nature hystérique ?

Ces lésions cellulaires encore mal connues expliquent sans doute la durée anormale de certaines paralysies urémiques et la lenteur exceptionnelle de la restitution intégrale. Elles expliqueraient aussi l'apparition des paralysies récurrentielles (obs. XII et XIII) si celles-ci étaient définitivement démontrées, des paralysies périphériques (paralys. fac., obs. XI).

Nous tenons d'ailleurs de M. le professeur Raymond (communication orale) que les névrites périphériques existent dans l'urémie, produites par les poisons que l'urine élimine imparfaitement.

La démonstration de ces lésions viendrait à l'appui de cette hypothèse formulée par Pick [1] à propos de l'un des cas d'hémianopsie qu'il a observés. Cet auteur ayant constaté en même temps un foyer de ramollissement du lobe occipital se demande avec juste raison si, comme la glycérine, l'oxyde de carbone, la toluyendiamine, les poisons urémiques ne sont pas susceptibles de déterminer des coagulations vasculaires.

Localisation des paralysies urémiques.

Mais comment une intoxication urémique diffuse produit-elle des symptômes localisés, tels que les paralysies et les convulsions ?

[1]. PICK, Hémianopsie dans l'urémie. *Deutsch. Archiv. f. klin. Med.*, LVI, 1 et 2 et *Semaine médic.*, p. 112, 1896.

l'hémiplégie qui apparut quelques jours après dans les mêmes conditions. Il est à signaler toutefois que cette dernière paralysie ne s'accompagna d'aucun des signes habituels de l'intoxication urémique, sauf une dilatation légère des pupilles, et qu'elle s'améliora malgré l'insuffisance sans retour de la sécrétion urinaire et l'augmentation de l'albumine. Mais à défaut de l'étude de la toxicité de l'urine cette observation ne peut infirmer la règle générale.

Semblables à ceux que nous étudions des désordres moteurs et convulsifs s'observent dans l'empoisonnement par le plomb, le mercure, l'alcool, le sulfure et l'oxyde de carbone, etc. ; des troubles de la sensibilité leur sont souvent adjoints, pareils à ceux de l'hystérie, justiciables des mêmes moyens thérapeutiques et susceptibles de transfert.

L'aphasie transitoire peut exister simultanément et elle n'est pas rare, notamment dans l'intoxication par le tabac et la santonine.

Précédées ou non de convulsions ou de contractures, que ces parésies dépendent d'un état nerveux créé de toutes pièces par le poison ou qu'au contraire celui-ci n'ait fait que réveiller une disposition latente, il n'en est pas moins admis aujourd'hui qu'elles sont de véritables paralysies hystériques (hystérie toxique). L'aphasie tabagique fait peut-être exception, elle serait attribuable [1] à un spasme des artères cérébrales analogue au spasme des artères coronaires des fumeurs qui produit l'angine de poitrine tabagique.

L'hémiplégie et l'aphasie transitoires, accompagnées d'hémianesthésie sont aussi connues dans la goutte et le diabète

1. Expériences de Cl. Bernard sur le pouvoir vaso-constricteur de la nicotine.

Cette interprétation n'est pas applicable à tous les cas puisque souvent on ne constate aucune lésion artérielle et que
dans les néphrites scarlatineuses particulièrement l'âge des
malades permet presque d'affirmer leur absence. Mais, outre
que ces lésions peuvent être légères et difficilement ap-
préciables à un examen macroscopique, nous croyons que
des troubles vaso-moteurs déterminés par l'intoxication urémique sont capables de provoquer, aussi bien que l'athérome, l'opportunité morbide de certaines parties de l'écorce.

L'élévation de la tension artérielle, la pâleur de la peau,
les algidités locales, l'angine de poitrine sont les témoins du
spasme des artérioles qui existe longtemps avant les manifestations confirmées de la néphrite des artério-scléreux.
L'imperméabilité rapide du rein (néphrites subaiguës) pourrait de même que le tabac, le sulfure de carbone, l'ergo-
tine..., provoquer cette contracture par l'action directe des
poisons retenus dans l'organisme. Ce spasme fonctionnel
capable peut-être d'aboutir (Pick) à des modifications anatomiques des vaisseaux jouerait le même rôle que l'athérome
par son inégal développement d'un hémisphère à l'autre.

En rendant certaines régions plus sensibles à l'action no-
cive des poisons il déterminerait, parmi les phénomènes généraux de l'urémie cérébrale, les troubles moteurs limités.

L'œdème généralisé si fréquemment constaté à l'autopsie
n'aurait pas d'autre rôle que de superposer son action diffuse
à la fois mécanique et toxique à celle du sang et d'accroître
par son adjonction les effets de l'intoxication cérébrale.

Il faut réserver une part plus importante d'influence à l'œ-
dème localisé ; l'observation clinique nous en démontre jour-
nellement l'apparition subite aux paupières, aux poumons,

Par l'existence à peu près constante des convulsions les paralysies des néphrites subaiguës se rapprochent également des paralysies transitoires des épileptiques consécutives principalement à l'épilepsie partielle. Ainsi que l'a dit M. Féré les épilepsies aiguës de l'enfance, des maladies infectieuses, de la puerpéralité, peuvent passer à l'état chronique et se transformer en épilepsie vulgaire.

Nous ne pouvons pousser plus loin cette analogie puisque la plupart des observations de ce mémoire sont muettes sur les antécédents névropathiques. Mais ne sait-on pas que l'hystérie peut exister sans stigmates, que l'épilepsie peut se déclarer tardivement sans qu'aucun symptôme ait permis de la prévoir ? C'est l'opinion de M. le professeur Debove [1] qui eut souvent l'occasion de pratiquer à Bicêtre l'autopsie de malades atteints pendant leur vie d'une hémiplégie très évidente et de ne trouver aucune trace de lésions cérébrales. Il pense que de tels sujets dépourvus de stigmates concomitants sont à n'en pas douter des hystériques.

Cette hypothèse n'est pas contradictoire des lésions histologiques dues particulièrement à l'œdème cérébral [2], les troubles vaso-moteurs et les œdèmes étant fréquents dans l'hystérie.

Les faits cliniques mettent en évidence la susceptibilité de l'écorce cérébrale vis-à-vis des poisons urémiques et récemment Donetti [3] confirmait expérimentalement l'existence de lésions cellulaires qui leur seraient propres et présentent leur maximum dans la substance grise (atrophie variqueuse des prolongements des cellules et de la névroglie).

1. DEBOVE, *Soc. méd. des hôpit.*, 11 déc. 1891.
2. L. LÉVI.
3. DONETTI, Urémie expérimentale. *Société de biologie,* mai 1897.

OBSERVATIONS

Nous ne publions pas les observations de M. le professeur Raymond ni celles de MM. Chantemesse et Tenneson qui se trouvent dans la *Revue de médecine*, 1885.

Obs. 18 (résumée). — *Hémiplégie et éclampsie urémiques.* — Carpentier, 1880.— E..., 35 ans. Depuis 4 semaines il souffre de dyspnée, expectoration sanguinolente, œdème de la face et des jambes, céphalalgie frontale, affaiblissement de la vue.

10 janvier. — OEdème, pâleur des téguments. Urine claire, albumineuse, 2-3 litres. Temp. 36°6.

A partir du 16 l'urine diminue.

25. — Deux accès convulsifs ; coma incomplet, pupilles contractées, bouche déviée un peu à droite. Le coma s'accentue l'après-midi, en même temps qu'apparaît une paralysie incomplète du bras et de la jambe gauche. Temp. 39°5. Mort.

Autopsie. — Méninges cérébrales infiltrées dans toute leur étendue. *Hémisphère droit* fortement infiltré. Le ventricule renferme de la sérosité acide. Substance cérébrale non congestionnée.

Hémisphère gauche à peine œdématié, le ventricule latéral ne renferme qu'une petite quantité de sérosité.

La différence entre le degré de l'œdème qui existe dans les deux hémisphères est manifeste. Artères sylviennes athéromateuses.

Reins. — Droit, 140 grammes. Gauche, 134 grammes. Granuleux, durs, néphrite interstitielle très accusée.

Cœur hypertrophié, 720 grammes.

Obs. 19 (résumée). — *Convulsions et hémiplégie urémiques.* — Paetsch, 1881.— H..., 30 ans. Depuis 3 mois souffre de douleurs lom-

Il n'est pas facile de répondre à cette question, encore que
la localisation soit un phénomène commun à toutes les intoxications et à toutes les infections. On peut supposer que
les cellules corticales réagissent suivant le degré et la nature
de l'incitation toxique par des convulsions et des paralysies
limitées, celles-ci étant attribuables à l'épuisement des cellules de la zone motrice consécutif à la décharge qui a produit les convulsions (inexcitabilité expérimentale de l'écorce
à la suite de violentes irritations répétées), ou bien correspondant à une inhibition passagère ou à une altération cel-
lulaire plus prononcée.

Nous croyons qu'il y a lieu de tenir le plus grand compte
des modifications circulatoires dans la limitation des paralysies urémiques.

Les expériences de M. le professeur Raymond démontrent
formellement que leur détermination artificielle fixe à l'avance
la localisation des phénomènes cliniques, et cette même
détermination se trouve, à notre avis, réalisée sur un bon
nombre de malades par l'existence de l'athérome.

Il est vrai que les lésions artérielles sont ordinairement
étendues aux deux hémisphères et que leur symétrie nous
éloigne des conditions plus simples de l'expérimentation,
mais il est inadmissible qu'elles soient absolument égales
dans les mêmes régions opposées et suivant toute vraisemblance elles placent certaines zones dans un état d'infériorité
appréciable de nutrition. Ne peut-on pas admettre que les
parties moins irriguées, et par conséquent moins résistantes,
subiront les premières atteintes fonctionnelles ou anatomiques des poisons, et réagiront les premières sous l'influence
d'une intoxication diffuse.

Obs. 21 à 24 (résumées). — Jackel, 1884.

I. — Atrophie granuleuse des reins, accès d'urémie convulsive, hémiplégie permanente durant jusqu'à la mort.

A l'autopsie, pas de lésion en foyer ni d'œdème.

II. — Atrophie granuleuse des reins. Urémie. Hémiplégie et paralysie faciale.

Autopsie, négative de toute lésion.

III. — Néphrite parenchymateuse. Urémie convulsive. Hémiplégie.

A l'autopsie, absence de lésion quelconque du cerveau.

IV. — Néphrite parenchymateuse. Urémie. Hémiplégie totale, et paralysie croisée du moteur oculaire commun. Absence complète de toute lésion cérébrale en foyer.

Obs. 25 (résumée).— *Hémiplégie urémique*. — Dewèvre, 1886. — B. Fr., 21 ans, jeune soldat.

Scarlatine en 1883, néphrite, anasarque, guérison apparente mais incomplète.

En 1886 crachats sanguinolents, œdème de la face dorsale de la main gauche qui apparut 2 jours avant l'hémiplégie et se dissipa en 24 heures.

20 octobre. — Hémiplégie gauche qui frappe surtout le membre inférieur, moindre au bras, légère à la face. Sensibilité intacte. Pupilles très dilatées. Céphalée frontale.

Le malade n'a pas uriné depuis quinze heures. Bruit de galop. Cœur hypertrophié. Dyspnée. Rythme respiratoire de Cheyne-Stokes. Température normale.

Le 22. — Même état de la paralysie, mais diarrhée, vomissements, épistaxis, contracture de la nuque, délire. Température 39°, urines (environ 200 grammes) n'ont pas été conservées.

Le 23. — Paralysie faciale à peu près disparue, atténuée aux membres. Pupilles très dilatées. Température 38°4. Urines 750 grammes, albumineuses, plus de troubles gastro-intestinaux.

Le 24. — Urines 1000 grammes, densité 1024, cylindres, notable quantité d'albumine. Hémiplégie disparue.

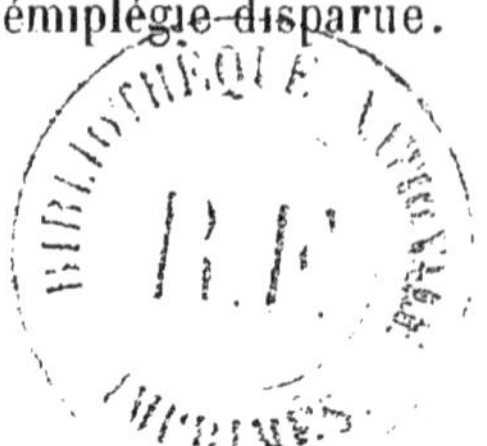

etc. Il s'est montré au dos d'une des mains (Dewèvre, obs. 25) deux jours avant l'hémiplégie et les autopsies négatives ne suffisent pas à affirmer la non-existence d'un œdème si fugace, capable d'ailleurs de disparaître après la mort.

Pour être rare à l'autopsie l'œdème cérébral localisé existe, Leichstenstein l'aurait observé, Carpentier en fournit deux exemples indiscutables et d'autre part M. Rendu a vu, chez une fillette morte d'albuminurie scarlatineuse avec crises de convulsions unilatérales, l'hémisphère du côté opposé bouffi, œdémateux et manifestement plus gorgé de sérosité que son congénère.

Par son double mécanisme de compression et d'intoxication additionnelle limitée cet œdème partiel explique d'une manière satisfaisante la localisation des troubles moteurs parmi les phénomènes généraux de l'urémie. Sa fugacité habituelle correspond bien à la rapide évolution de certaines paralysies.

On doit enfin invoquer la prédisposition, générale ou partielle, de la zone corticale analogue à la prédisposition, vis-à-vis des poisons minéraux ou des toxines microbiennes, de certains organes ou de parties d'organes. N'a-t-on pas vu la cirrhose se localiser à un lobe ou à une partie d'un lobe du foie? (Hanot). Cette aptitude native des zones psycho-motrices à réagir sous l'influence des poisons urémiques ne diffère pas de celle qui se révèle dans les intoxications minérales ou dans les maladies infectieuses.

Obs. **28**. — *Hémiplégie urémique.* — Wilcox, 1894.

Il s'agit d'un homme de 65 ans qui après un excès de table fut privé de connaissance et présenta une hémiplégie gauche totale avec ptosis du même côté, incontinence d'urine, mydriase, abolition des réflexes patellaires. L'urine albumineuse contenait des cylindres. L'amélioration se fit assez lentement.

Cette observation est si discutable que nous ne la résumons pas en entier.

Obs. **29** (résumée). — *Monoplégie urémique.* — Level, 1888. — G. M. J., 43 ans.

Symptômes multiples d'insuffisance urinaire depuis 8 mois. Etourdissements, maux de tête, migraines, oppression.

15 *décembre*. — Mêmes symptômes, de plus urines albumineuses, de faible densité.

23. — A la suite d'une diminution de l'urine, d'affaiblissement de la vue, de vomissements et de céphalée,survient, pendant la nuit, sans ictus apoplectique, une monoplégie brachiale droite, incomplète. Parole normale.

Sensibilité intacte à ses 3 modes.

24. — Même état.

26. — Disparition complète de la paralysie et de tous les accidents. Quitte l'hôpital le 10 janvier et revient 12 jours après en pleine urémie.

Obs. **30** (résumée). — *Hémiplégie urémique. Cancer de l'utérus.* — Level, 1888. — R. A., 70 ans. Entre dans le coma. Résolution complète des 4 membres, respiration bruyante ; fume la pipe.

4 *octobre*. — Déviation de la commissure labiale. Déviation conjuguée de la tête et des yeux à droite.

Les membres gauches sont absolument flasques, les membres droits ont conservé une certaine tonicité. Insensibilité absolue à gauche. Pouls 90. Temp. 38°. La malade perd ses urines qui ne sont pas examinées. On diagnostique une hémorragie cérébrale.

5. — Déviation conjuguée persiste, la paralysie a disparu. La ma-

baires, œdème des jambes, diminution ou décoloration de l'urine avec albuminurie. Rétinite albuminurique. Hypertrophie du ventricule gauche.

17 *janvier*. — Céphalalgie et vomissements coïncidant avec diminution de la sécrétion urinaire. Attaques violentes d'éclampsie. Délire d'action.

18. — Coma absolu. Hémiplégie droite totale. Hémianesthésie absolue. Mort le 19.

Autopsie. — Œdème considérable de la pie-mère, infiltration séreuse et anémie de la substance cérébrale.

Les reins ont une surface lisse et grise. Substance corticale blanchâtre. Les tubes du rein sont remplis de cylindres ou de cellules épithéliales. D'autres sont atrophiés. Quelques canaux ont un épithélium en voie de dégénérescence graisseuse. Glomérulite et épaississement des capsules de Bowmann.

Obs. 20 (résumée). — *Convulsions et hémiplégie urémiques.* — Paetsch, 1881. — H..., a eu scarlatine, rougeole, pneumonie.

Souffre depuis 6 semaines de douleurs lombaires violentes, d'oppression, d'affaiblissement de la vue. Urine pâle, légèrement albumineuse, un litre et demi.

30 *novembre*. — Œdème des paupières et de la face, vertiges, céphalée, vomissements. Attaque d'éclampsie le soir. Perte de connaissance, myosis.

Le lendemain 500 grammes d'urine contenant des cylindres et beaucoup d'albumine. Nouvelle attaque d'éclampsie. Coma absolu. Hémiplégie droite totale, hémianesthésie absolue. Mort le 1er décembre.

Autopsie. — Hypertrophie considérable du ventricule gauche.

Reins de volume normal, durs, à surface granuleuse. Substance corticale, mince et pâle.

Pie-mère et hémisphère gauche sont pâles, anémie « *étonnante* ». Infiltration séreuse généralisée. Artères de la base athéromateuses.

Les jours suivants la paralysie diminue un peu, mais délire et convulsions du côté paralysé.

Le 7 mai l'hémiplégie s'est de nouveau accentuée, coma, mort le 12.

AUTOPSIE. — Congestion pulmonaire droite. Hydrothorax droit. Hypertrophie ventriculaire. Aortite légère. Pas de lésions valvulaires. Néphrite mixte.

A l'examen de la dure-mère il s'écoule une quantité de sérosité évaluable à 100-150 grammes. Les hémisphères sont très œdématiés. Ventricules remplis de sérosité. Aucun foyer d'hémorragie ou de ramollissement.

OBS. 33. — *Eclampsie et paralysie urémiques.* — DUNIN, 1889. — Femme de 30 ans, sans stigmate d'hystérie. Paralysie faciale périphérique il y a 4 ans, qui disparut en 2 semaines.

Suppression des règles au 2e jour de l'écoulement menstruel qui durait habituellement 4 jours, céphalée, difficulté de la parole, faiblesse des membres. Quelques heures après elle était incapable de soulever la main gauche. Vomissements. Un peu d'aphasie motrice. Attaque d'éclampsie partielle (face et bras gauche), qui dura quelques minutes. La malade ne reprit pas connaissance.

Deuxième et troisième attaques d'éclampsie peu de temps après. Coma consécutif.

Emission sanguine. Suppression du coma. Le lendemain la malade complètement guérie, et ne se rappelant pas ce qui s'était passé, sortait et se promenait.

La malade n'était ni hystérique, ni épileptique. Le cœur était légèrement hypertrophié. Albumine dans l'urine.

OBS. 34 (résumée). — *Paralysie faciale urémique.* — CARPENTIER, 1891.

B., 56 ans, peintre en bâtiments.

Depuis 5 mois œdème de la face et des membres inférieurs.

Céphalalgie, surtout frontale gauche. Affaiblissement notable de la vue. Tous ces symptômes augmentèrent. Anorexie, vomissements, alternatives de diarrhée et de constipation.

Hémorragie de l'oreille gauche. Otite moyenne suivit la guérison de l'hémiplégie.

Obs. 26 (résumée). — *Hémiplégie urémique. Néphrite interstitielle.* — Florand et Canniot, 1886.

S., 75 ans, n'a jamais été malade.

Hémiplégie survenue dans la nuit du 4 octobre 1886 sans perte de connaissance. Depuis quelques jours il souffrait de la tête.

10 *octobre.* — Hémiplégie gauche totale, surtout marquée au bras. Secousses convulsives dans la jambe.

Hémianesthésie gauche complète. L'intelligence est parfaitement conservée. Douleurs de la tête s'irradiant vers la nuque. Urines claires, sans albumine.

13. — Sensibilité a reparu dans les membres paralysés. Réflectivité un peu exagérée.

16. — Congestion pulmonaire bilatérale. Respiration fréquente.

Soubresauts douloureux dans la jambe gauche. Céphalalgie plus accusée. Intelligence nette.

19. — Coma. Mort le lendemain.

Autopsie. — Peu de sérosité à l'incision de la dure-mère. Méninges très congestionnées présentant en divers points de la suffusion sanguine. Pas d'athérome des artères cérébrales.

Substance cérébrale très œdématiée, poisseuse, comme imbibée d'une solution de gomme. Vaisseaux gorgés de sang. Pas de foyer d'hémorragie ni de ramollissement.

Reins petits, granuleux, kystes multiples à la surface et à la coupe. Lésions très profondes macroscopiques et microscopiques de néphrite interstitielle.

Ce malade avait été considéré par M. le professeur Raymond comme atteint d'hémiplégie vulgaire soit par hémorragie cérébrale, soit par ramollissement.

Obs. 27 (résumée). — Lloyd Hendrie, 1887. — Jeune homme de 17 ans, albuminurique.

Accès d'urémie. Hémiplégie. Le malade ne fut pas suivi.

III. — Un troisième malade de 71 ans, fut atteint d'hémiplégie droite et d'aphasie attribuées à une hémorragie cérébrale. A l'autopsie pas de lésions cérébrales mais une néphrite très avancée.

IV. — La 4ᵉ observation concerne une vieille femme atteinte d'hémiplégie et de pâleur du visage, de délire léger et de myosis. Faible densité de l'urine, anesthésie sensitivo-sensorielle. Les convulsions unilatérales et les symptômes précédents amenèrent l'auteur à diagnostiquer une hémiplégie urémique, diagnostic confirmé par l'autopsie.

Obs. 39 (résumée). — *Hémiplégie droite. Néphrite interstitielle.* — Faure, 1891. — C. E., 44 ans. Entre le 10 novembre 1890 à l'hôpital avec une hémiplégie droite totale. Hémianesthésie droite et légère contracture. Intelligence suspendue. Rien au cœur ni aux poumons.

13 *novembre*. — Crises épileptiformes unilatérales, droites. Déviation conjuguée de la tête et des yeux à gauche. La malade meurt sans avoir repris connaissance le 14.

Autopsie. — Œdème cérébral considérable. Hydropisie ventriculaire. Pas de lésions matérielles.

Reins rétractés, néphrite interstitielle manifeste.

Obs. 40 (résumée). — *Hémiplégie gauche. Néphrite interstitielle.* — Faure, 1891.— D. M., 66 ans, entre le 27 janvier à l'hôpital en état d'asystolie. Œdème énorme des jambes. Urines rares.

29. — Hémiplégie gauche avec déviation conjuguée de la tête et des yeux à droite. Mort le 1ᵉʳ février.

Autopsie. — Pleurésie droite. Cœur hypertrophié. Légère insuffisance mitrale, athérome des valves de la mitrale. Aortite, néphrite interstitielle. Pas d'œdème cérébral. Pas de lésion organique du cerveau.

Obs. 41 (résumée).— *Hémiplégie et coma urémiques.* — Lépine, 1892. — Homme de 65 ans frappé d'apoplexie.

Malgré le coma assez profond il peut remuer les membres du côté droit. Les membres gauches sont *inertes*.

Saignée de 500 grammes qui améliore l'état comateux. Le lendemain aggravation de l'état général. Le coma est plus prononcé et il existe

lade remue bras et jambes mais reste dans le coma. Mort le lendemain.

Autopsie. — Cancer du col de l'utérus, dilatation des uretères qui
sont enserrés dans un tissu lardacé aux approches de la vessie.

Dans les *reins* : modifications habituelles de la néphrite ascendante,
papilles aplaties, refoulées. Amincissement et dureté de la substance
corticale.

Aorte très athéromateuse. *Cœur* hypertrophié.

Absence de lésion du *cerveau*. Aucune trace d'œdème cérébral ni de
congestion.

Obs. 31 (résumée). — *Hémiplégie urémique.* — Level, 1888. —
E., 54 ans, entre le 16 juillet 1886, dans le service de M. Lancereaux.
A eu fièvre paludéenne au Mexique. Léger bruit de galop. Urine beau-
coup depuis un an ; urines pâles, contenant beaucoup d'albumine.

Présente pendant son séjour, outre des accès paludiques, des accidents
urémiques (vomissements, diarrhée, céphalalgie, etc...).

5 *novembre.* — Se réveille avec une hémiplégie brachio-crurale droite,
complète. Anesthésie des membres paralysés. Intelligence conservée.
On pense à une hémorragie cérébrale.

9. — Mort.

Autopsie. — Néphrite interstitielle très accusée. Les deux reins réunis pèsent 75 grammes. *Cerveau* anémié, ne présente aucune lésion.
Pas d'athérome.

Obs. 32 (résumée). — *Hémiplégie urémique. Œdème cérébral diffus.*
— Dreyfus Brissac, 1888.

S., 52 ans, atteint de néphrite mixte avec quelques accidents urémiques qui disparaissent d'abord.

Nouvelle poussée urémique ; urines peu abondantes contenant
14 grammes d'albumine par litre, congestion pulmonaire. Dépression générale, céphalalgie vive. Epanchement pleural droit. Malgré le traitement
l'albumine persiste et le 30 avril 1888 survient une hémiplégie gauche
totale, flasque, incomplète, purement motrice.

16 et 17. — Convulsions. plus fréquentes, toniques et cloniques pendant lesquelles l'intelligence et la sensibilité sont abolies.

Le 17 vers minuit subite hémiplégie droite complète. Sensibilité et intelligence intactes. Léger myosis à gauche. Diminution du réflexe rotulien à droite.

18. — Même état. Le soir la *paralysie du bras droit disparaît*. Perte de la conscience.

19. — Coma le matin, mort le soir, pas d'autopsie.

Obs. 44 (résumée). — *Convulsions et hémiplégies éclamptiques*. — Giammattei, 1892. — F. G., 50 ans, scieur de bois, est atteint de néphrite à la suite d'un refroidissement : albumine, anasarque, douleurs lombaires. Urines rares. Oppression précordiale. Tous ces phénomènes s'aggravent et se compliquent de vomissements, céphalée, somnolence.

Le 27 *novembre* 1881, sans autre prodrome attaque d'urémie convulsive durant 10 minutes ; coma consécutif pendant une heure.

Le 2 *décembre*. — Les urines sont rares, contiennent des flots d'albumine, vomissements, démangeaisons. Hémiplégie et hémianesthésie droite, perte de connaissance, pupilles normales. Pas de paralysie faciale. Temp. 37°4.

Le 3. — Même état, l'hémianesthésie est complète aux 3 modes.

Le 5. — A repris sa connaissance. Hémiplégie persiste. Amnésie verbale.

Le 8. — L'urine atteint presque un litre, toujours albumineuse. L'amnésie verbale disparaît, l'hémiplégie s'améliore.

Le 10. — Urines 1500 grammes. Plus d'amnésie, les mouvements ont reparu à droite ; sensibilité revient. Temp. 36°9. L'amélioration continue, la guérison serait complète le 20 décembre si l'urine ne contenait encore de l'albumine.

Malgré l'apparition de deux nouveaux accès convulsifs du côté droit, l'albumine disparut. Pendant deux ou 3 ans au moins la guérison complète persista.

Entre ainsi à l'hôpital. Urines peu abondantes, très albumineuses.

29 janvier. — Attaques convulsives depuis la veille.

Paralysie faciale gauche très accentuée. Stertor, strabisme, mydriase légère. Température 38° le soir.

30. — Paralysie faciale persiste, vomissements. Délire. Urine au lit.

31. — Coma. Mort.

Autopsie. — Hypertrophie ventriculaire gauche. Emphysème pulmonaire.

Rein droit. — 100 grammes. Kystique. Granuleux, capsule adhérente.

A la coupe on ne reconnaît plus les limites des parties fondamentales du rein. — *Rein gauche.* Mêmes altérations.

Encéphale. — Méninges transparentes, lisses, léger œdème sous-arachnoïdien.

Dans l'hémisphère gauche la substance blanche révèle un état d'hyperémie veineuse très accentuée.

Les petits capillaires sont gorgés de sang que l'on voit sourdre à la pression.

Hémisphère droit anémié. — Ventricule latéral assez fortement dilaté par de la sérosité. La substance blanche laisse suinter à la surface de section une petite quantité de sérosité de réaction neutre. Vaisseaux de la base normaux.

Examen microscopique des reins. — Glomérules fibreux à côté de glomérules vides.

En certains points plaques de tissu fibreux remplaçant le tissu normal.

Obs. 35 à 38 (résumées). — Massalongo, 1888.

Massalongo rapporte 4 cas d'hémiplégie urémique sans donner l'histoire de chacun d'eux.

I-II. — Chez deux malades l'hémiplégie complète fut précédée de convulsions épileptiformes dans les membres qui furent frappés de paralysie. Chez ces deux malades il existait aussi une hémianesthésie complète semblable à celle des hystériques.

Température normale. Elimination d'urée très inférieure à la normale.

4. — Coma. Hémiparésie gauche totale, hémianesthésie absolue. Urines 300 grammes sans albumine.

5. — Parle et répond très bien. Plus d'hémianesthésie. Vomissements ; nouveau coma le soir, l'hémianesthésie reparaît.

8. — Sorti depuis la veille de son état comateux. Plus d'hémianesthésie.

12. — Urine 1250 grammes. Amélioration de la paralysie.

15. — Motilité revenue au membre supérieur ; les mouvements de la jambe sont encore limités.

Dans ce cas le diagnostic s'est appuyé malgré l'absence d'albumine sur l'oligurie, l'accumulation de l'urée dans le sang et sa très faible proportion dans l'urine.

En même temps que l'urée augmentait dans l'urine devenue plus abondante la paralysie s'améliorait.

Obs. 47 (résumée). — *Urémie convulsive, hémiplégie passagère.* — Morlot, 1895. — H., 64 ans. Atteint depuis 20 ans d'ataxie locomotrice. Depuis 2 ou 3 ans s'essouffle facilement, urine beaucoup, œdème des jambes.

Albumine 0 gr. 25 à 0 gr. 50 par litre. Cœur volumineux. Epistaxis, hémorragie rétinienne gauche, œdème pulmonaire, épanchement pleural.

Le 8 *novembre.* — Le malade ayant fait usage de viandes faisandées est pris de céphalée, somnolence, hémiplégie gauche complète. Puis convulsions partielles à gauche. Un nouvel accès convulsif plus violent survient. Saignée immédiate, le malade s'endort et le lendemain l'hémiplégie avait disparu.

Obs. 48 (résumée). — *Paralysie urémique.* — Allemand, 1895. — H., 56 ans. Atteint le 1er janvier d'hémiplégie gauche totale, embarras de la parole. Sensibilité émoussée sur le bras gauche.

Le 10 *janvier.* — Délire léger, un peu d'incontinence de l'urine, une déviation conjuguée des yeux et de la face à droite. Urine albumineuse.

AUTOPSIE. — Œdème cérébral plus prononcé sur l'hémisphère droit. Pas d'hémorragie. *Reins* très petits, granuleux. Hypertrophie du *cœur*. Athérome de l'aorte.

« Il s'agit donc évidemment d'une apoplexie séreuse chez un brightique. »

OBS. 42 (résumée). — *Hémiplégie urémique.* — GIAMMATTEI, 1892.

G. M., 28 ans, atteinte en mars 1883 de néphrite avec œdème, dyspnée ; congestion pulmonaire se déclare.

Après 24 heures de suspension les urines reparaissent abondantes. La malade se lève.

Urines se suppriment de nouveau : anasarque considérable, délire, convulsions générales, hémiplégie droite, coma.

L'examen du cœur est négatif.

Avec le retour de l'urine l'hémiplégie se résout complètement. Intégrité complète des fonctions intellectuelles.

Une troisième suppression des urines est suivie de délire, de respiration de Cheyne-Stokes, douleurs épigastriques, vomissements, coma profond et mort. Pas d'autopsie.

OBS. 43 (résumée). — *Hémiplégie éclamptique.* — GIAMMATTEI, 1892.

Q. C., 25 ans, grossesse normale, accouche le 30 avril.

Quatre jours après : céphalée, douleurs épigastriques, vomissements, convulsions.

4 et 5 *mai.* — Convulsions éclamptiques à quelques heures d'intervalle. Amélioration par traitement.

15. — Emotion morale suivie de convulsions durant 2 minutes, et survenant toutes les 2 ou 3 heures. Connaissance complète dans l'intervalle des accès. Température normale ; pouls 70-80. Examen négatif des viscères thoraciques et abdominaux. Lochies normales. Urines rares, limpides, décolorées. Densité 1011. Beaucoup d'albumine.

droite. Convulsions unilatérales gauches toutes les deux minutes. Les accidents sont attribués à une embolie.

Convulsions de plus en plus faibles, disparition de l'albumine, guérison.

« Il me semble que c'est un cas non douteux d'urémie. »

Obs. 51 (résumée). — *Aphasie avec agraphie et cécité verbale.* — Lancereaux, 1887. — Homme 31 ans. — Tuberculose génitale et urinaire. Reins amyloïdes. Pendant 2 ans il présenta des accidents d'urémie cérébrale — surtout des convulsions et du coma.

L'aphasie se montra de bonne heure et précéda les autres phénomènes urémiques.

Parfois il ne peut exprimer sa pensée par des mots appropriés à l'idée conçue, il s'arrête au milieu d'une conversation. Pendant ces absences il ne peut écrire l'assemblage des lettres destinées à former le mot.

Tous les soirs atteintes d'aphasie à un degré variable. Le matin l'intelligence est lucide, il parle bien. L'aphasie survient après le repas de 4 heures. Quand il se fatigue à dessiner et surtout s'il cesse l'usage des diurétiques l'aphasie est absolue, l'agraphie aussi, la lecture est impossible quoique sa vue reste très nette. Un lavement purgatif ou diurétique amendent ou font disparaître ces phénomènes.

L'examen du cerveau pratiqué plus tard montra l'absence de lésion matérielle de l'écorce cérébrale.

Observations d'aphasie urémique. — Guyot dans les *Bull. et mémoires de la Soc. méd des hôp.*, 688-692, 1891.

Obs. 52 (résumée). — *Aphasie urémique.* — E. Dupré, 1895. — X. P., 63 ans, emphysémateux, bronchectasique, athéromateux, atteint de sclérose rénale probable. En décembre 1892, grippe intense. Subitement au milieu du cortège des accidents urémiques les mieux caractérisés (oligurie, albuminurie, dyspnée à rythme de Cheyne-Stokes, vomissements, myosis, amblyopie) apparaît une aphasie motrice incomplète avec agraphie, sans paralysie des membres. Au bout de 36 heures

Obs. 45 (résumée). — *Hémiplégie éclamptique.* — Giammattei, 1892.

A., femme robuste, a eu plusieurs grossesses normales.

Au 6ᵉ ou 7ᵉ mois de la dernière grossesse : œdème et albumine.

16 *avril*. — Anasarque. Dyspnée intense peu en rapport avec l'état des poumons et du cœur. Urines 450 grammes en 24 heures, très albumineuses, pauvres en substances extractives. Cylindres hyalins.

Dans la nuit du 16 au 17 attaques d'éclampsie si intense qu'il faut provoquer l'accouchement le 19. Amélioration consécutive.

Mais le 21 les urines ayant de nouveau diminué surviennent de très graves accès de dyspnée urémique. Anasarque.

Urines rares, contiennent beaucoup d'albumine.

Température normale. Saignée de 400 grammes qui détermine une amélioration notable.

3. — Vertige et subite perte de connaissance, hémiplégie droite complète.

Le lendemain la *paralysie du membre inférieur a disparu*, celle du membre supérieur persiste, spasmodique, avec conservation des diverses sensibilités. Diminution considérable des réflexes du coude, du poignet, du biceps et du triceps brachial.

Diminution de l'anasarque et de la dyspnée. Urine plus abondante, un peu albumineuse.

5. — Quelques mouvements possibles dans le bras droit.

6. — La paralysie a disparu laissant un engourdissement qui dura longtemps.

La guérison était complète à la fin du mois.

Obs. 46 (résumée) — *Hémiplégie urémique chez un paludique.* — Adda, 1893.

B., 24 ans. Paludique.

Il y a 2 ans : anasarque, coma profond.

3 *mars*. — Dyspnée très intense. Hémiparésie brachio-crurale gauche. Sensibilité conservée. N'a pas uriné depuis 24 heures. On retier par la sonde 250 grammes d'urine non albumineuse. Saignée de 800 grammes, le sang contient 2 gr. 60 d'urée par litre au lieu de 0 gr. 20.

Motilité intacte. Notable quantité d'albumine dans l'urine.

23. — La malade lit assez bien, exécute bien les ordres donnés par écrit.

Ecrit bien, fait sans difficulté une addition. Mais elle ne comprend rien des mots qu'on prononce devant elle. Elle répète certaines paroles qu'on articule devant elle sans les comprendre.

Intelligence parfaite.

Elle présente un léger degré de paraphasie qui dure 24 heures.

La surdité verbale complète le premier jour a diminué progressivement et disparu au bout de 4 jours.

Cette malade connaissait bien la langue anglaise. Alors que la surdité verbale avait complètement disparu pour le français elle persistait à un notable degré pour l'anglais.

« Il ne me paraît pas possible de rapporter à une autre cause que le mal de Bright dont la malade est affectée ces troubles du langage. »

Obs. 55 (résumée). — *Cécité verbale, glycosurie, éclampsie.* — Jocqs, 1887.

V. P., 20 ans, sans antécédents. Au 3ᵉ mois de sa grossesse surviennent des vomissements. Soif intense. Polyurie. Elle accouche le 25 novembre 1886 d'un enfant mort. Attaques d'éclampsie. Coma. L'urine contient une grande quantité d'albumine.

Le 30 elle sort du demi-coma où elle était. Peu d'albumine. Sucre 2 grammes par litre.

16. — Ni sucre ni albumine. Amnésie s'étendant à tous les faits compris entre le 25 novembre et le 4 décembre.

Elle ne sait plus lire et cependant sa vision est nette.

Hésitation pour reconnaître une lettre isolée ; de même pour lire un mot entier elle est obligée d'épeler chaque syllabe comme un enfant qui commence à lire et comme si ce mot n'avait aucune signification pour elle. Même difficulté pour lire les chiffres.

Elle lit plus difficilement l'écriture que les caractères d'imprimerie. Un peu de difficulté pour écrire, elle écrit en tout cas moins bien qu'avant sa maladie. Elle a oublié en partie l'orthographe.

réflexe patellaire un peu exagéré sans clonus du pied, paralysie flasque.

Plaques muqueuses sur le fourreau et aux lèvres.

Ni sucre ni albumine dans l'urine.

16 *février*. — Meurt brusquement, l'impotence du bras gauche ne s'était pas modifiée, celle de la jambe s'était un peu améliorée.

Autopsie. — Ecoulement de liquide à l'incision de la dure-mère. Encéphale œdématié, tendu, beaucoup de liquide dans les ventricules. Rien à l'hémisphère droit.

Plaque de ramollissement jaune au commencement et sur la lèvre inférieure de la scissure de Sylvius, empiétant un peu sur le lobule de l'insula. N'occupe que la couche grise corticale.

Cœur volumineux, 650 grammes.

Foie muscade. OEdème pulmonaire.

Reins durs, violacés, se décortiquant difficilement, couche corticale un peu amincie. Pus dans le bassinet.

Obs. 49 (résumée). — *Aphasie et hémiplégie consécutives à la scarlatine.* — Finlagson, 1877.— Enfant de 12 ans est atteint de scarlatine. Ascite. Quelques mois après il est pris de convulsions unilatérales dans les membres du côté droit (et de vomissements) qui durent 9 heures avec plus ou moins d'intensité et disparaissent tout à fait.

Quelque temps après surviennent de nouvelles convulsions généralisées suivies de cécité et de surdité verbales, d'aphasie motrice et d'hémiplégie droite. L'examen du cœur et du fond de l'œil est négatif.

Amélioration notable, par les courants faradiques ; l'enfant quitte l'hôpital avant d'être guéri complètement.

Obs. 50 (résumée).— *Eclampsie et aphasie urémiques.*— Dunin, 1889. — Femme ayant eu 4 enfants.

Dernier accouchement deux semaines avant l'apparition d'une phlébite crurale droite qui précède une attaque d'éclampsie.

Albumine et cylindres dans l'urine.

Intelligence normale. Rien au poumon ni au cœur. Ne peut pas parler. Répond aux questions par des mouvements de la tête et de la main

est notablement émoussée comparativement avec le membre droit dont les mouvements et la sensibilité sont normaux.

Râles fins dans la poitrine. Bruit de galop très net au cœur gauche.

Les urines sont rares et contiennent un peu d'albumine. A 4 heures de l'après-midi nous trouvons la malade dans un demi-coma. La face est nettement déviée à droite, la joue est flasque. Le membre supérieur est complètement paralysé, inerte, insensible, ainsi que le membre inférieur gauche ; il y a une tendance à la raideur, à la contracture et les réflexes tendineux sont exagérés aux genoux et au poignet.

A droite les réflexes tendineux sont également exagérés. La motilité et la sensibilité sont conservées.

Toutefois il y a certainement un peu d'hypoesthésie sur le membre supérieur droit ainsi que sur la région antérieure de la poitrine des deux côtés.

Le pouls est très faible, les extrémités sont froides, il y a du râle trachéal ; la malade n'a pas uriné depuis le matin.

Le 4 mars état comateux complet, suppression des urines, râle trachéal, respiration rapide irrégulièrement coupée par de grandes inspirations. Résolution musculaire complète. Les troubles paralytiques sont moins frappants, mais ne paraissent pas modifiés. Même exagération des réflexes rotuliens surtout à gauche. Troubles vaso-moteurs (refroidissement, cyanose) surtout prononcés à gauche.

La malade reste dans cet état comateux et meurt le 5 mars à 4 heures de l'après-midi.

AUTOPSIE. — *Double atrophie rénale typique* avec déformation, bosselures, adhérence capsulaire complète. Petits kystes miliaires en grande quantité. Quelques gros kystes de volume d'une cerise à contenu clair. Athérome des artères rénales. Foie petit, congestionné, sans cirrhose appréciable. Rate extrêmement petite, atrophiée, semée de plaques fibro-cartilagineuses.

Cœur : athérome de l'aorte et des valvules sigmoïdes qui sont en transformation calcaire complète, hérissées de saillies et de crêtes rugueuses.

Athérome intense des artères coronaires, avec rétrécissement de leur calibre. Hypertrophie ventriculaire gauche très marquée. Pas de

l'aphasie cesse tout à coup et ne laisse aucun vestige de son pas-
sage. Le malade guérit de sa grippe et mourut deux ans après (novembre 1894), d'accidents asystoliques cardio-pulmonaires. L'autopsie n'a
pu être pratiquée.

Obs. 53 (résumée). — *Néphrite subaiguë, albuminurie, anasarque,
convulsions du côté droit, aphasie et agraphie transitoires*. — Grenet,
1895. — V., 20 ans, cordonnier, rougeole dans le jeune âge.

Grippe en 1894, pendant la convalescence : œdème des jambes et de
la face, céphalée, amblyopie.

Ces troubles ne cessent pas, il entre à l'Hôtel-Dieu en mai 1895 avec
3 grammes d'albumine par litre.

1er *juillet*. — Anasarque. Convulsions et coma.

14. — Quand il sort du coma on constate une parésie brachiale
droite, aphasie et agraphie. L'intelligence est parfaitement conservée.
Le malade répond très bien par signes, il ne peut répéter les mots.

21. — Nouveau coma.

24. — Paralysie faciale droite.

25. — L'agraphie disparaît.

3 *août*. — Disparition de l'aphasie. Cependant anasarque et 8-9 grammes d'albumine. De nouvelles attaques d'urémie convulsive aboutissent
à la mort le 15 octobre.

Autopsie. — *Reins* volumineux, adhérences partielles de la capsule
au tissu de la glande. Coloration pâle de la substance corticale qui présente en certains points des taches jaunâtres.

A l'incision de la dure-mère : épanchement abondant de sérosité.
Substance nerveuse nettement œdématiée.

Obs. 54 (résumée). — *Surdité verbale urémique et paraphasie*.
— G. Ballet, 1896.

Femme 53 ans. Père et mère sont morts paralysés.

Toujours bien portante mais nerveuse.

Le 18 *janvier* 1896 perte de connaissance subite.

22. — Nouvelle perte de connaissance. Amenée à l'hôpital St-An-
toine.

CONCLUSIONS

Accompagnées ou non de convulsions ou d'ictus apoplectique, des paralysies de formes variées, simulant à s'y méprendre les paralysies de l'hémorragie et du ramollissement cérébral, peuvent apparaître insidieusement à une période avancée de la néphrite chronique.

Précédées ordinairement de phénomènes nombreux qui éclairent leur origine et facilitent singulièrement leur diagnostic, des paralysies de formes semblables surviennent aussi fréquemment dans les néphrites subaiguës, principalement de la scarlatine et de l'état puerpéral.

Ces paralysies sont dites urémiques parce que : 1° elles sont habituellement associées à d'autres symptômes cliniques qui témoignent de l'intoxication produite par l'imperméabilité chronique ou subaiguë des reins ; 2° parce que la lésion de ces organes ne fait jamais défaut à l'autopsie.

Le type le plus fréquemment observé est l'hémiplégie totale ou partielle.

Les autres types : paralysie faciale isolée, paralysies bilatérales, hémiplégie croisée, ophtalmoplégie, sont rares ou exceptionnels.

Ces phénomènes existaient encore, mais atténués, un mois après leur début.

Obs. 56 (inédite). — *Hémiplégie avec hémianesthésie d'origine urémique.*— Dr Claude.— Femme L., 81 ans, entrée le 2 avril 1895, salle Cabanis n° 24, à l'hospice de la Salpêtrière (service de M. le professeur Raymond).

Hospitalisée pour sénilité et fracture du col du fémur, cette femme était depuis deux ans à la Salpêtrière quand nous l'avons examinée. Elle ne se souvenait pas d'avoir eu de maladies antérieures importantes. Toutefois un peu avant son entrée à l'hospice elle avait eu deux attaques avec perte de connaissance.

Elle était le plus souvent couchée sur son lit, ou étendue dans un fauteuil, assez lucide, s'occupant à quelques petits travaux d'aiguille. Santé générale assez bonne, sauf de temps en temps des accès d'oppression avec affaissement et torpeur cérébrale. Fonctions digestives bonnes.

Le mardi 31 mars 1896, nous sommes appelé auprès de cette femme. On nous apprend qu'elle est constipée depuis quelques jours. Inappétence, nausées, abattement, se plaint de la tête. La nuit dernière elle n'a pas dormi. Ce matin elle est plus abattue, se plaint d'étouffements et de faiblesse des membres du côté gauche.

Pas de déviation de la face ni des yeux. La langue non déviée sort difficilement de la bouche. La parole est lente, mais pas de troubles du langage.

Du côté gauche, la main serre difficilement, elle est froide, un peu cyanosée. La *sensibilité est absolument abolie* sur tout le membre supérieur gauche aussi bien au contact qu'à la piqûre.

La motilité de la main, de l'avant-bras et du bras est à peu près conservée dans toutes ses formes, mais la force est très diminuée ; la résistance est presque nulle.

A droite la force n'est pas modifiée ; sur quelques régions de l'avant-bras la sensibilité est amoindrie.

Au membre inférieur gauche la motilité est diminuée, la sensibilité

Elles doivent être attribuées à des altérations fonctionnelles ou anatomiques des cellules corticales.

Différentes causes interviennent dans la localisation de ces paralysies : la susceptibilité spéciale de l'écorce aux poisons de l'urémie, les modifications circulatoires déterminées par l'athérome ou bien par l'action directe des poisons sur les artères cérébrales, l'œdème partiel et enfin la prédisposition individuelle, native ou acquise, des zones psychomotrices.

lésions vulvaires. Poumons atteints de congestion des bases, d'emphysème.

·Tubercules calcifiés aux deux sommets.

Cerveau. — Œdème considérable. Aspect lavé des hémisphères, suintement abondant à la coupe de la substance cérébrale. Ventricules peu dilatés. Aucun foyer hémorragique ni de ramollissement de l'encéphale.

Athérome cérébral intense, généralisé. Artères absolument calcifiées.

INDEX BIBLIOGRAPHIQUE

Tanquerel des Planches. — *Traité des maladies du plomb*, 1840.

Lasègue. — Des accidents nerveux dans la maladie de Bright, *Archiv. gén. de médecine*, 1852.

— *Etudes médicales*, tome II, p. 837, 1852.

L. Monod. — *Encéphalopathie albuminurique aiguë chez les enfants*, Th. Paris,1868.

Lancereaux. — *Dict. encyclopédiq. des sciences méd.*, Art. Reins, 1876.

Finlagson. — Aphasie et hémiplégie consécutives à la scarlatine, *Annali universali de Medicina*, 1877.

Carpentier. — Néphrite albumineuse et œdème cérébral, phénomènes éclamptiques et hémiplégie, *Presse médicale belge*, 29 février 1880.

Imbert Goubeyre. — *Des suites de l'empoisonnement arsenical*, Paris, 1880.

Paetsch. — Hémiplégie urémique, *Zeitschr. f. klin. med. Berl.*, 209-217, 1881.

Litten. — Amaurose urémique, *Semaine médicale*, p. 26, 1884.

Deschand. — *Mort rapide par œdème cérébral*, Th. Paris, 1884.

Jackel. — Berlin, 1884.

Fiévez. — Néphrite albumineuse, œdème cérébral, *Presse méd. belge*, 1884.

Raymond. — De certains accidents paralytiques observés chez les vieillards, leurs rapports probables avec l'urémie, *Revue de médecine*, 705-738, 1885.

Chantemesse et Tenneson. — De l'hémiplégie et de l'épilepsie partielle urémiques, *Revue de médecine*, 935-948, 1885.

Bernard. — *Des paralysies dans l'urémie*, Th. Paris, 1885.

Brissaud. — *Paralysies toxiques*, Th. d'agrégation, 1886.

Dewèvre. — De l'hémiplégie urémique, etc. *Lyon médical*, 133-145, 1886.

Giraudeau. — De l'urémie, *Arch. générales de méd.*, 1886.

Yanovsky. — De l'analogie entre quelques formes d'urémie et les intoxications chroniques en général, *Jeg. klin. Gazeta*, n⁰ 24, 1886.

Florand et Canniot. — Apoplexie et hémiplégie urémiques, *Gaz. méd. Paris*, 6 novembre 1886.

La paralysie faciale périphérique (Letulle) et la laryngo-
plégie (Ivins) peuvent être attribuées soit à un œdème interstitiel des nerfs facial et récurrent, soit à une névrite périphé
rique dont il reste à démontrer toutefois la nature urémique
et l'existence anatomique.

L'aphasie motrice pure, compliquée quelquefois d'agraphie,
de cécité et de surdité verbale, se joint souvent aux désordres
moteurs des membres.

L'aphasie peut exister isolément sous la forme sensorielle
surdité ou cécité verbale) aussi bien que sous la forme motrice.

Les paralysies urémiques sont habituellement transitoires,
variables, flasques, associées à des troubles de la sensibilité
générale et sensorielle. Elles sont assez souvent incomplètes
et accompagnées de contractures précoces.

Elles n'ont pas de pronostic propre mais témoignent dans
les néphrites chroniques d'une lésion rénale avancée qui en-
traîne souvent la mort à bref délai, tandis qu'elles participent
à la bénignité immédiate relative des néphrites subaiguës.

L'aphasie de la scarlatine, notamment, n'a jamais été suivie
de mort.

Les membres frappés de paralysie récupèrent en général
rapidement leur intégrité normale ; quand cette intégrité
tarde à reparaître on n'observe jamais de contractures tradui-
sant la dégénérescence du faisceau pyramidal.

Par leur évolution, leur origine toxique et la coexistence
très fréquente de troubles de la sensibilité, les paralysies urémiques ressemblent beaucoup aux paralysies hystériques,
toxiques et infectieuses, et à l'hémiplégie transitoire de l'épilepsie.

Meyer. — Contribution à l'étude de la pathogénie de l'urémie, *Archiv. de physiologie norm. et pathol.*, 760-765, 1893.

Adda. — *Des paralys. localisées chez les urémiques*, Th. Bordeaux, 1893.

Chéreau. — *Aphasie transitoire des tumeurs*, Th. Paris, 1894.

Lancereaux. — *Leçons de clinique médicale* (années 1879-1893), Paris, 1894.

Mouisset. — De l'aphasie pneumonique passagère, *Semaine médicale*, 496, 1894.

Bouysson. — *Aphasie pneumonique passagère*, Th. Paris, 1894.

Wilcox. — Uræmic hemiplegia, *Amer. J. of med. sc.* Philad. 493-502, 1894.

Levi (L.). — De l'œdème histologique du cerveau, *Presse médicale*, 1895.

Dupré. — Aphasie urémique, *Congrès de Lyon*, p. 298, 1895.

Borde. — Contribut. à l'étude de l'hémipl. transitoire, *Journ. méd. Bordeaux*, 5 mai 1895.

Allemand, — Paralysie urémique, *Loire médicale*, 15 juillet 1895.

Morlot. — Urémie convulsive avec hémiplégie passagère, *Bourgogne médic.*, décembre 1895.

Grenet. — Aphasie urémique, *Gaz. des hôpitaux*, 31 décembre 1895.

Rendu et Bodin. — Aphasie et monoplégie urémiques, *Société médic. des hôpit.*, 2 avril 1896.

Pick. — De l'hémianopsie dans l'urémie, *Deutsch. Arch. f. klin. Med.* LVI, p. 112, *Semaine médicale*, mars 1896.

Ballet. — Surdité verbale urémique, *Semaine médic.*, 29 avril 1896.

Heymann (P.). — Paralys. toxiques du larynx, *Archiv. internat. de laryng.*, p. 585, 1896.

Lermoyez (M.). — Les causes des paralysies récurrentielles, *Congrès de Paris*, 1897.

Brasch. — Aphasie motrice au début d'un exanthème scarlatineux, *Berlin. klin. Wochenschr.*, n° 2, p. 30, 1897.

Drouineau. — Hémiplégies diabétiques, *Gaz. des hôpitaux*, 17 avril 1897.

Achard et L. Lévi. — Paralys. transitoires d'origine cardiaque, *Soc. méd. des hôpit.*, 8 octobre 1897.

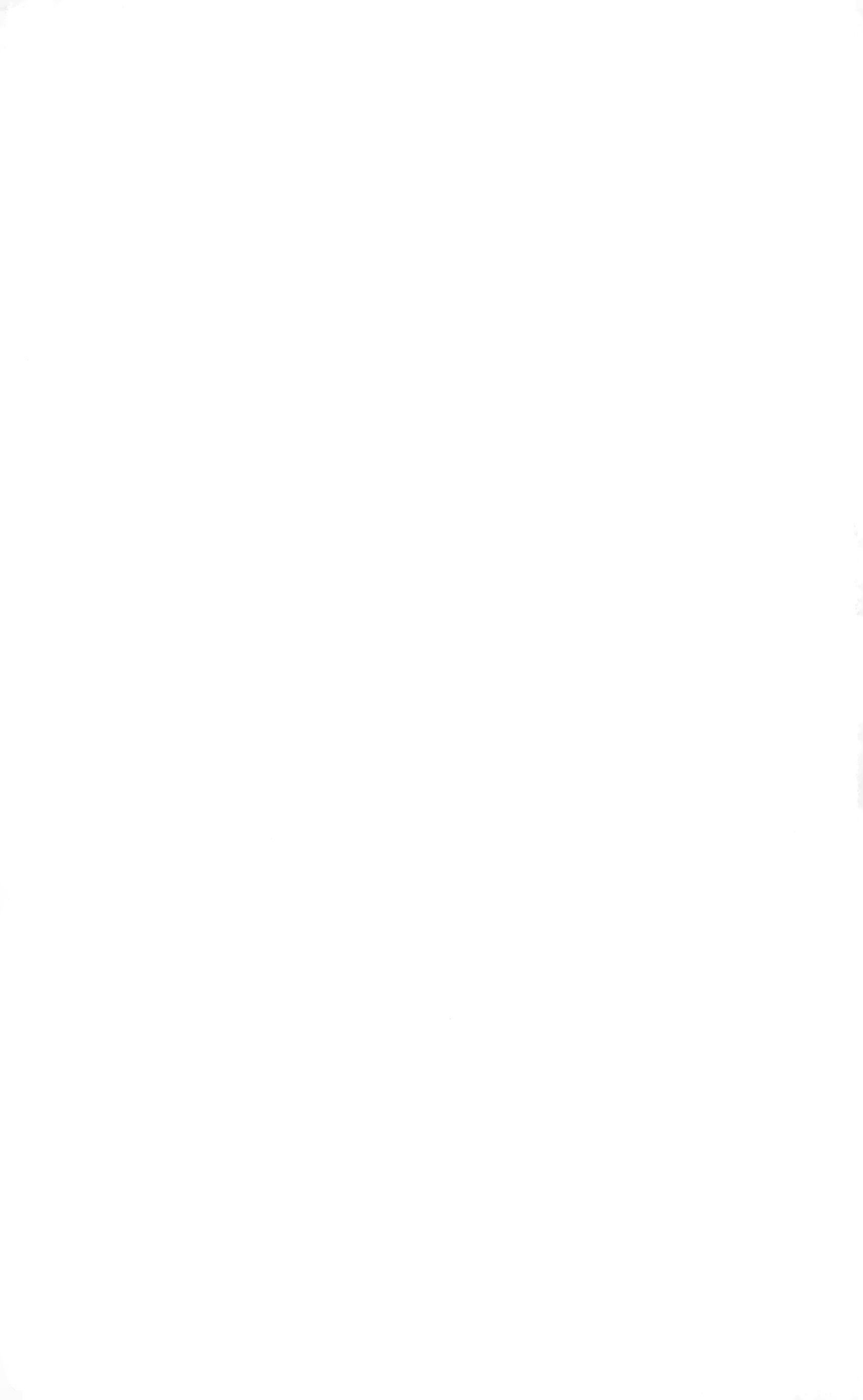

TABLE DES MATIÈRES

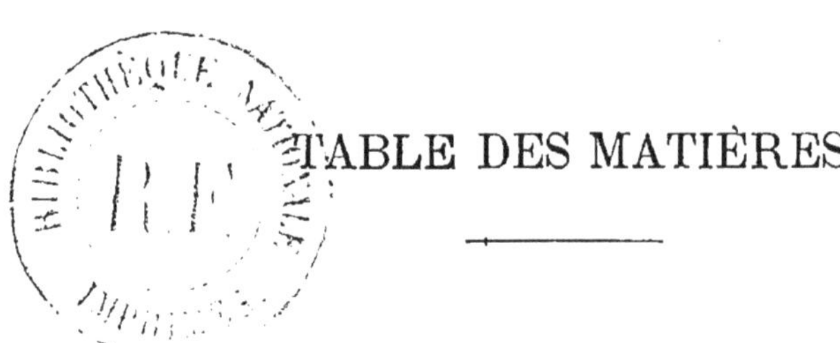

Imp. G. Saint-Aubin et Thevenot. — J. Thevenot, Successeur, Saint-Dizier.

Lloyd Hendrie. — *Société de névrologie de Philadelphie*, 1887.

Lancereaux. — Troubles nerveux de l'urémie, *Union médicale*, 15 mars 1887.

Jocqs. — Cécité verbale, *France médicale*, p. 624, 1887.

Wiglesworth. — A case of urœmic hemiplegia, *Liverpool M. and S.J.*, VII, 423, 1887.

Perret. — Des paralysies urémiques, *Prov. méd.*, Lyon, 566-582, 1887.

Dercum. — Convulsions unilatérales et hémiplégie urémiques, *Philad. Neurol. Soc.*, 24 octobre 1887.

Dreyfus-Brissac. — Hémiplégie et hémi-épilepsie dites urémiques, *Gaz. hebdomad. de médecine et de chirurgie*, 7 octobre 1887.

Chauffard. — Urémie convulsive, *Archiv. de médecine*, juillet 1887.

Level. — *Contribution à l'étude des paralys. urémiq.*, Th. Paris, 1888.

Dreyfus-Brissac. — Hémiplégie urémiq., œdème cérébral diffus, *Gaz. hebdom. de méd. et de chir.*, 20 juillet 1888.

Massalongo. — L'emiplegia uremica, *Lo Sperimentale Firenze*, 626-637, 1888.

Holland. — Urœmic convulsions, coma, *Maryland M. J.* Baltimore, 208, 1889.

Dunin. — Cerebrale Herdsymptom in Verlaufe der Uræmie, *Berl. klin. Wochenschr.*, 134-136, 1889.

Sabine. — A case of urœmic convulsions during pregnancy, *Boston M. and S. J.*, 220-222, 1890.

Ivins. — Paralysis of the muscles moving the left vocal bands. *Hahnemanniam Month. Philad.*, XXV, 105, 107, 1890.

Moncorgé. — *Etudes sur les laryngoplégies unilatérales*, Lyon, 1890.

Carpentier. — Paralysie motrice urémique, toxique et mécanique, *Cliniq.* Brux., 193-197, 1891.

Guyot. — Observations de paralysies urémiques, *Bull. et mém. Soc. méd. des hôpitaux*, 688-692, 1891.

Faure. — *Urémie paralytique*, Th. Lyon, 1891.

Boinet. — De l'hémiplégie urémique, *Revue de médecine*, 1008-1013, 1892.

Giammattei. — Li paralisi uremiche, *Stud. clinico*, Lucca, 1892.

Rendu. — Urémie à forme convulsive, *Bull. méd.*, Paris, 1035-1038, 1892.

Alfaro (A.). — Sobre un caso de urœmia carebral sequida de paraplegia en un brightico sin albuminuria, *An. d. circ. méd. argent.*, Buenos-Aires, 239-245, 1892.

Lépine. — *Clinique médicale de Lyon*, 1892.

Boulloche. — *Des paralysies pneumoniques*, Th. Paris, 1892.

Brunet. — Aphasie urémique, *J. méd. Bordeaux*, 1893.

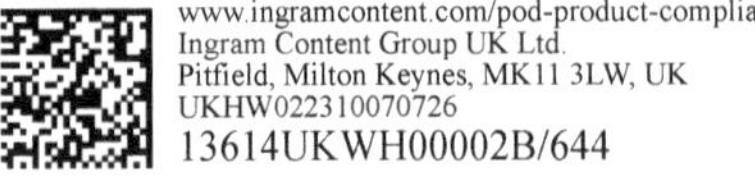